Claudia Mandorf
Angstanfälle – Hilfe in der ersten Not

Claudia Mandorf

Angstanfälle

Hilfe in der ersten Not

Erfahrungen und Hilfe
von Betroffenen für Betroffene

Kreuz

Inhalt

Einleitung: Ein Buch über die Angst

Stellen Sie sich vor, Sie wachen eines Morgens auf und spüren, daß Ihr Hals weh tut, die Nase verstopft ist und Sie sich schwach und schwindlig fühlen. Das kennt jeder. Sie wissen sofort: Ich habe mich erkältet. Sie bleiben womöglich im Bett, messen Fieber, kochen sich einen Erkältungstee oder machen eine Schwitzkur. Eine Erkältung ist nichts Schlimmes, sie ist unangenehm und man wäre lieber gesund, aber da wir so ziemlich genau wissen, was da in unserem Körper vor sich geht, sind wir nicht weiter beunruhigt und finden uns damit ab, daß wir uns ein, zwei Wochen schonen müssen und danach wieder bei Kräften sind. Was hat nun eine Erkältung mit der Angst zu tun, um die es in diesem Buch geht? Um das zu erklären, muß ich Ihre Phantasie ein wenig strapazieren:

Stellen Sie sich vor, Sie wären ein Mensch, der vor vielen tausend Jahren lebte. Sie wissen nichts von Medizin, von Viren und Bakterien, Sie haben noch nie eine Erkältung gehabt und kennen auch niemanden, der sich je erkältet hat.

Sie wachen eines Morgens auf und spüren Schmerzen im Hals! Sie können nicht mehr richtig schlucken, nicht mehr richtig atmen! Sie versuchen aufzustehen, und auf einmal dreht sich alles. Ihr Kopf ist heiß, und Sie fühlen sich schrecklich matt! Was würden Sie denken? Sie wüßten nur, daß da Dinge mit Ihnen vorgehen, die Sie noch nie erlebt haben. Etwas passiert mit Ihnen, das Sie nicht begreifen und womit Sie nichts anfangen können. Sie bekommen Angst, denken ans Sterben und sind völlig hilflos gegenüber Ihrem Zustand. Vielleicht glauben Sie, von einem bösen Geist besessen zu sein, vielleicht erzählen Sie deshalb niemandem von dem, was da mit Ihnen passiert. Vielleicht versuchen Sie gewaltsam, Ihre normalen körperlichen Fähigkeiten wiederzuerlangen, indem Sie aufstehen, beim Schlucken und Sprechen den Schmerz aushalten und weiter Ihre alltäglichen Arbeiten erledigen. Sie wissen ja nicht, daß Sie damit alles nur noch schlimmer machen.

Eine entsetzliche Situation, die wir uns heute gar nicht mehr vorstellen können. Womöglich lachen wir über diesen dummen Menschen vor vielen tausend Jahren, weil er nicht wußte, daß eine Erkältung gar nichts Schlimmes sein muß, daß es da Mittel gibt, die helfen, und daß man nach der Krankheit wieder völlig gesund werden kann.

Aber wir sollten nicht zu überheblich sein, denn auch in unserer hochzivilisierten und wissenschaftlichen Welt gibt es Krankheiten, bei denen sich die Betroffenen genauso fühlen wie unser erkälteter Mensch vor vielen tausend Jahren. Eine dieser Krankheiten ist die sogenannte Angstneurose.

Da ist eine Angst, die einen plötzlich überfällt, ohne Vorankündigung, ohne sichtbare Gefahr, ohne irgendetwas, das sie erklären könnte. Eine Situation, ein Gefühl, womit man nichts anzufangen weiß, womit man sich absolut hilflos fühlt und worüber man sich kaum zu sprechen getraut. Über eine solche Angst wissen die meisten Menschen genauso wenig, wie unser Phantasiemensch über Erkältungen wußte. Vieles hätte ihm erspart bleiben können, wenn er mehr gewußt hätte, wenn er gewußt hätte, was heute jedes Kind weiß. Und vieles könnte heute den Menschen erspart werden, die unter Angst leiden, wenn sie mehr über ihren Zustand wüßten und sich nicht plötzlich in einer Situation befänden, von der sie noch nie gehört und die sie noch nie erlebt haben.

Aus diesem Grund habe ich ein Buch über die Angst geschrieben. Ich will die »Krankheit« Angst endlich aus der Verschwiegenheit herausholen, will sie von Vorurteilen befreien und will, daß die Menschen über die Angst genauso sprechen können, wie über Erkältungen. Denn ich bin sicher: Wenn Angst als Krankheit sozusagen gesellschaftsfähig würde, wenn jeder schon einmal davon gehört oder gelesen hätte, wenn Menschen mit Angstzuständen nicht mehr als »so gut wie geisteskrank« eingestuft würden, wäre das schon ein großer Schritt in Richtung Heilung und eine enorme Hilfe für die Betroffenen.

Ich möchte mit meinem Buch einen Teil Aufklärungsarbeit leisten und den Lesern einen Einblick in die Angstneurose aus der Sicht von Betroffenen geben. Vor allem aber richte ich mich an die Betroffenen selbst, an Menschen, die Angst- und Panikzustände erleben und nicht wissen, wie sie sich helfen können.

Ich habe mir Mühe gegeben, den Facettenreichtum der Angstneurose deutlich zu machen. Daß ich verstärkt auf die schweren Formen der Krankheit eingegangen bin, liegt in der Notwendigkeit, denen zuerst zu helfen, die am meisten leiden. Aber auch für Menschen mit vergleichsweise milden oder seltenen Angstsymptomen kann dieses Buch einige nützliche Hilfestellungen bieten.

Aber auch für Nichtbetroffene, für Menschen, die Panikgefühle weder nachempfinden noch verstehen können, kann dieses Buch durchaus nützlich sein. Sie können lernen, sich so gut als möglich einzufühlen, wenn Sie jemanden mit Angstsymptomen in der Familie oder im Freundeskreis haben. Sie können aber auch für sich selbst lernen, um vielleicht Alltagsängste oder quälende Streßzustände abzubauen. Und es sei auch noch gesagt, daß grundsätzlich niemand davor gefeit ist, in Angst- und Panikzustände zu geraten.

Ich werde in diesem Buch noch darauf kommen, daß oft gerade die Menschen von Angst »überfallen« werden, die scheinbar stark sind, die ihr Leben und ihren Erfolg, von außen betrachtet, im Griff haben und von denen die meisten Leute glauben, daß sie selbstsicher und glücklich sind. Niemand gibt gern zu, daß er Angst hat, ja ich behaupte, daß sehr viele Menschen sich nicht einmal darüber im klaren sind, daß sie Angst haben. Angst ist heutzutage »out«.

Dies ist kein medizinisches oder therapeutisches Buch. Es gibt einige wissenschaftliche Werke über »Angstneurosen«, welche dem Medizinstudenten und dem Arzt nützen, aber dem Betroffenen eher Unverständnis und Verwirrung bescheren, anstatt zu helfen oder zu beruhigen.

Ich bin weder Ärztin noch Therapeutin, aber ich bin jemand, der selbst jahrelang sehr mit Angstzuständen zu kämpfen hatte und gelernt hat, mit dieser Angst umzugehen und schließlich wieder ein ganz normales Leben zu führen. Es wird Zeit für ein Buch von Betroffenen für Betroffene. Denn was gibt in einer schlimmen Situation mehr Hoffnung, als die Gewißheit: Ich bin nicht der einzige Mensch, dem es so ergeht und es gibt andere, die das Problem für sich gelöst haben.

Ich will mit meinem Buch helfen und beruhigen, aufwiegeln und Mut machen. Ich gehe aber nicht sehr intensiv auf die psychischen Ursachen von Angstzuständen ein. Dies wäre die Aufgabe einer Therapie, die natürlich durch die Lektüre dieses Buches keinesfalls zu ersetzen ist.

Mir geht es darum, Möglichkeiten anzubieten, wie man mit dem Symptom, dem Angstanfall an sich, umgehen kann. Ich möchte den betroffenen Lesern helfen, ihre Situation besser zu verstehen und mehr darüber zu erfahren, indem ich von meinen Erfahrungen und den Erfahrungen anderer berichte. Ich möchte Rat geben, an wen man sich wenden kann, um Hilfe zu finden, und was man für sich tun kann, um die Zeit zu überbrücken, bis Hilfe eintrifft.

Mein Wunsch ist, den Betroffenen einen Teil der Angst zu erleichtern: *Die Angst vor der Angst.*

I. Was ist eigentlich Angst?

Vor einigen Wochen saß ich nachmittags gemütlich in meiner Küche am Tisch und trank Kaffee. Mein Blick schweifte zum Fenster, und plötzlich sah ich im gegenüberliegenden Haus ein kleines Kind von höchstens drei Jahren im vierten Stock ganz allein am offenen Fenster. Es stützte sich mit den kleinen, unsicheren Ärmchen auf das äußere Fensterbrett und beugte sich gefährlich weit vor, um nach unten zu sehen.

Ich sprang auf und stieß unwillkürlich einen Schrekkensschrei aus. Mein Herz begann wild zu klopfen, und ich stürzte ohne zu überlegen zur Tür hinaus, die Treppe hinunter und auf die Straße. Rasend schnelle Gedanken jagten mir durch den Kopf: Entweder ich fange das Kind unten auf, wenn es fällt, oder ich schelle das ganze Haus aus den Wohnungen!

Als ich auf der Straße ankam, sah ich, daß die Mutter behutsam und vorsichtig das Kind von hinten umfaßte und es vom Fensterbrett nahm. Ich blieb eine Weile schwer atmend an meiner Haustür stehen und ging dann langsam wieder die Treppe hinauf in meine Wohnung. Die Gefahr war vorbei, und ich spürte, wie mein Herz bald wieder langsamer klopfte, mein Atem sich beruhigte und ich wieder klar denken konnte. Mir wurde bewußt, daß meine Handlungen (das spontane Hinunterrennen und blitzschnelle Entscheiden, was zu tun ist) in der Angst um das Kind völlig unwillkürlich und wunderbar folgerichtig geschehen waren.

In Bruchteilen von Sekunden hatte sich mein Körper auf diese Rettungsaktion vorbereitet und alle anderen in dem Moment unwichtigen Funktionen »ausgeschaltet«. Mein Körper hat »vergessen«, daß ich darauf achten muß, meinen Wohnungsschlüssel mitzunehmen, daß ich normalerweise nicht in Hausschuhen auf eine regennasse Straße gehe und daß ich ausgesperrt bin, wenn die Haustür hinter mir zufällt. Hätte ich alle diese Dinge bedacht, hätte das Kind sich längst zu Tode stürzen können, bevor ich mit Schlüssel und Straßenschuhen unten angekommen wäre. Dieses Beispiel zeigt eine ganz typische Angstsituation, wie sie wohl jeder schon in ähnlicher Weise erlebt hat.

Man könnte die Angst als ein natürliches Alarmsystem bezeichnen, das in verschiedenen, aufeinanderfolgenden Phasen abläuft:

Unsere Augen, Ohren und/oder anderen Sinne erkennen eine Gefahr. Je nach Art der Gefahr gibt es zwei Möglichkeiten zu reagieren. Wir können versuchen, in die gefährliche Situation einzugreifen (Kampf), oder wir können der Gefahr ausweichen (Flucht). Beide Handlungsweisen benötigen viel Energie. Unser Alarmsystem Angst »weiß« das und veranlaßt blitzschnell, daß der Körper kampf- oder fluchtbereit ist. Wissenschaftlich heißt das »Kampf/Flucht-Reaktion«.

Es setzt eine tiefere und schnellere Atmung ein, damit der Körper mehr Sauerstoff bekommt. Um uns vor Überhitzung zu bewahren, schwitzen wir verstärkt. Der Blutkreislauf wird angeregt, indem das Herz schneller und kräftiger schlägt. Das Blut wird verstärkt zu den großen Muskeln geleitet, während sich die Adern in anderen Körperteilen verengen. Um das Sehvermögen zu verbessern, erweitern sich die Pupillen. Der Speichelfluß wird gehemmt, und Verdauungsprozesse werden vermindert.

Während eines Angstanfalls ohne akute äußere Gefahr

empfindet man diese Körperprozesse als Atemnot, Schweißausbruch, Herzrasen, Kribbeln in Händen und Füßen, überdeutliches oder unscharfes Sehen, Schluckbeschwerden und Übelkeit.

Dies alles geschieht sehr plötzlich, und wir sind kurz nach dem Erkennen einer Gefahr (oder nach Beginn eines Angstanfalls) in der Lage, durch Aufbietung aller Kräfte unser Leben oder, wie in meinem Beispiel, das Leben anderer zu retten.

Angst ist also eine lebenswichtige, natürliche und – genau betrachtet – wunderbare Reaktion. Sie ermöglicht es uns, Kräfte zu entwickeln und Leistungen zu vollbringen, die wir ohne Angst nicht bewältigen würden. Ohne mein Angstgefühl hätte ich wahrscheinlich nicht in einem so enormen Tempo die Treppe hinunterrennen können, um rechtzeitig dem Kind zu helfen. Daher wohl auch das Sprichwort: »Angst verleiht Flügel«.

Aber das Alarmsystem Angst hat noch eine weitere wichtige Funktion: Es schaltet sich nach einiger Zeit wieder ab! Wissenschaftlich betrachtet ist dies ein komplizierter chemischer Ablauf in unserem Nervensystem. Ich will versuchen, dies so einfach wie möglich für Laien zu beschreiben:

Unser Nervensystem besteht aus zwei »Ästen«. Den einen bezeichnet man als das »sympathische Nervensystem« und den anderen als das »parasympathische Nervensystem«. Das sympathische Nervensystem löst all die oben beschriebenen Prozesse aus, welche uns auf Kampf oder Flucht vorbereiten. Das parasympathische Nervensystem ist dafür zuständig, uns anschließend wieder in unseren Normalzustand zurückzuversetzen, das heißt, uns wieder zu beruhigen.

Nachdem wir uns also eine Weile in einem Zustand der Angst befunden haben, tritt *immer* das parasympathische

Nervensystem in Kraft, um diese Angst wieder abzubauen. Dies zu wissen ist für Menschen, die unter Angstzuständen leiden, sehr wichtig, denn sie glauben oftmals, daß sie nie wieder aus diesem Angstgefühl herauskommen oder sich die Angst so sehr steigert, daß sie bleibende Schäden verursacht. Das ist jedoch nicht möglich. Angst kann nicht zu einem Dauerzustand werden, man kann weder »verrückt werden«, noch daran sterben! Ich kann mich gut daran erinnern, wie erleichtert ich war, als mir das eine Ärztin zum ersten Mal erklärte.

Ein Angstanfall ist eben nur ein Angst*anfall*, der nach kurzer Zeit (die uns freilich endlos erscheint) wieder aufhört. Das Furchtbare an einem Angstzustand ist zu einem großen Teil der Schreck über diese plötzlich einsetzenden Veränderungen im Körper. Diesen Schreck verspürte ich nicht, als ich versuchte, das Kind am Fenster zu retten, denn es gab ja eine äußere, sichtbare Gefahr. Wenn aber eine solche Gefahr nicht ersichtlich ist und trotzdem ein Angstzustand einsetzt, dann weiß man überhaupt nicht, was passiert, und viele andere Ängste kommen noch hinzu: Bin ich nicht mehr normal?! Werde ich jetzt verrückt?! Bin ich krank?! Muß ich jetzt sterben?!!!

Diese Fragen verstärken unsere Panik, und unsere Gefühle befinden sich mehr und mehr in einem Amoklauf. Wenn dann irgendwann die Angst abklingt, sind wir unendlich erschöpft und womöglich schweißgebadet. Ich weiß noch, daß meine ersten Angstanfälle mich jedesmal bis zu einem Pfund an Körpergewicht gekostet haben.

Ich weiß, daß Sie jetzt fragen: »Aber warum? Warum habe ich Angst? Es fällt kein Kind aus dem Fenster, das Haus brennt nicht, es steht kein Mörder vor der Tür, und trotzdem habe ich Angst, als wären tausend Teufel hinter mir her!« Lassen Sie sich eines sagen: Ihre Angst ist nicht grundlos, auch wenn sie Ihnen grundlos erscheint. Es gibt auch Gefahren, die nicht äußerlich sichtbar oder ohne weiteres erkennbar sind. Ihre Angst hat die gleiche Funktion wie meine Angst, als ich das Kind am offenen Fenster sah: Sie warnt vor einer Gefahr und bereitet Sie darauf vor, mit dieser Gefahr umzugehen.

Nun ist unser Körper aber so angelegt, daß er die Kampf/Flucht-Reaktion zeigt, auch wenn wir nicht körperlich kämpfen oder uns von einem bestimmten, gefährlichen Ort entfernen müssen. Deshalb fühlen wir die körperlichen Symptome der Angst, obwohl unsere Gefahr nicht von außen kommt.

Der Grund für unsere Angstzustände – und ich mache nochmals darauf aufmerksam: es *gibt* einen Grund! – ist in unserer Lebenssituation, in unserer gefühlsmäßigen Verfassung zu suchen. Und er ist schwer zu finden!

Meist ist es ein Zusammenspiel vieler Gründe, die zueinander passen wie Teile eines Puzzles. Ich weiß, das ist nur schwer zu akzeptieren, denn es bedeutet ein mühsames Sammeln der einzelnen Teilchen, ein langes Suchen, um sie an der richtigen Stelle einzufügen, bis irgendwann einmal ein ganzes Bild entsteht und man erkennen kann, was es darstellt.

So mancher psychologische Krimi à la Hitchcock macht uns glauben, daß bei Angstproblemen eine ganz bestimmte Schlüsselsituation ausreicht, um sie ein für allemal zu lösen. Eine plötzliche Einsicht, ein jäher Durchbruch, und der Patient ist geheilt!

Wie gern hätte ich einen Schlüsselpunkt gefunden, der mir die Lösung meines Problems hätte bescheren können, die Einsicht, die alles auf einmal geklärt hätte! Leider aber geht das in den allermeisten Fällen nicht. Ich habe es immer gehofft und im Verlauf meiner Krankheit eine Menge solcher »absoluter Lösungen« gefunden, bei denen ich dachte: Das ist es, jetzt werde ich wieder gesund!

Diese »Lösungen« waren zwar nie falsch, sie erklärten alle einen Teil meiner Schwierigkeiten, aber sie haben mich nicht wie durch Zauberkraft, von einem Tag auf den anderen, von meinen Angstzuständen geheilt. Ich habe jedoch mit der Zeit gelernt, sie als Einzelteile in mein Puzzle einzufügen.

Ich will damit sagen, daß die Ursachen für Ängste nicht leicht zu finden sind, es aber durchaus möglich und wahrscheinlich ist, sie zu finden. Und vor allem will ich deutlich machen, daß Ihre Angst – so merkwürdig es auch klingen mag – eine *gesunde* Reaktion auf mißliche Lebensumstände ist. Ihr Körper, oder vielmehr Ihre Seele, ist »schlauer« als ihr bewußtes Denken. Sie hat erkannt, daß etwas nicht stimmt, daß Sie unglücklich sind und womöglich noch unglücklicher werden, wenn Sie nicht eine Änderung vornehmen.

Ihre Seele will Sie nicht mit Ängsten quälen, sondern Sie aufmerksam machen und Ihnen sagen: »Sei vorsichtig!« Wie eine Freundin, mit der Sie völlig ins Gespräch vertieft spazieren gehen und die plötzlich schreit: »Paß auf, da kommt ein Auto!«. Sie würden dieser Freundin gewiß nicht grollen, weil sie Sie angeschrien und damit erschreckt hat, denn schließlich wären Sie sonst eventuell überfahren worden.

Ihre Freundin meint es gut mit Ihnen, und ebenso verhält es sich mit der Angst. Die Angst ist ein erschreckendes Warnsignal, denn wäre sie nicht so unangenehm erschreckend, würden wir sie nicht beachten – und überfahren werden! Die Gefahr ist also nicht die Angst selbst, sondern das, wovor sie warnen will. Noch einmal verdeutlicht: Gefährlich ist nicht die warnend schreiende Freundin, sondern das Auto, das Sie übersehen haben.

Und spätestens hier wird ersichtlich, daß Angst an sich keine Krankheit ist. Sie ist ein Symptom. Das Kranke daran ist der Auslöser der Angst, krank ist unser Gefühl, unsere Seele, unsere Lebenssituation.

Wenn also von der »Krankheit Angst« die Rede ist, besteht oft der Irrglaube, daß die Angst zu behandeln sei und nicht die Ursache der Angst.

Leider ist es heutzutage ein allgemeiner Trend, bei Krankheiten die Symptome zu behandeln und nicht die Auslöser der Symptome. Das erscheint leichter. Wir schlucken Tabletten gegen Rückenschmerzen, anstatt dafür zu sorgen, daß wir nicht den ganzen Tag krumm am Schreibtisch sitzen; wir nehmen Abführmittel, stellen aber nicht unsere Ernährung um; wir lutschen Hustenbonbons, ohne daran zu denken, vielleicht das Rauchen aufzugeben.

Diese »Symptomkuriererei« führt auf Dauer zu nichts. Wer nur das Symptom sieht, das doch nur eine gesunde Reaktion auf Mißstände ist, wird es nicht schaffen, gesund zu werden. So ist es auch bei der Angst.

Bei dem Versuch, ihren Zustand einzuordnen und unter einen Begriff zu fassen, sind manche Betroffene anfänglich verwirrt, wenn der eine Arzt von »Angstneurose« und der andere von »Phobie« spricht. Diese beiden Diagnosen meinen nicht dasselbe, aber trotzdem geht manchmal beides Hand in Hand. Ich werde versuchen, zu erklären, was eine Phobie ist.

Ein Phobie ist eine starke Angst, die an bestimmte Dinge, Orte oder Situationen geknüpft ist, von denen eigentlich gar keine Gefahr ausgeht. Einige der bekanntesten bzw. verbreitetesten Phobien sind: Angst in engen, verschlossenen Räumen (Klaustrophobie), Angst vor Spinnen, Angst, von großen Höhen herunterzuschauen und die häufig verwechselte »Platzangst«, die Angst, über eine weite, offene Fläche (z. B. einen leeren Marktplatz) zu gehen. Eine Phobie kann sich aber auch auf jeden beliebigen

Gegenstand oder auf eine Farbe oder ein Geräusch beziehen. Im Grunde kann jede Sinneswahrnehmung mit Angst besetzt werden. Manche Menschen haben Angst vor weichen, pelzigen Tieren, manche geraten ins Zittern und Schwitzen, wenn sie Trommeln hören, und manche fürchten sich vor bestimmten Gerüchen. Wie kann das kommen?

Phobien sind »erlernte« Ängste. Man wird nicht mit ihnen geboren, sondern eignet sie sich unbewußt an. Am einfachsten zu erklären ist dies mit einem vielzitierten wissenschaftlichen Experiment. Vielleicht haben Sie schon einmal von »Pawlows Hund« gehört.

Iwan P. Pawlow, ein russischer Physiologe, machte folgenden Versuch: Zunächst stellte er fest, daß sein Hund beim Anblick des Hundefutters Speichel absonderte. – Eine von der Natur angelegte Reaktion zur Vorbereitung auf die Nahrungsaufnahme. – Außerdem stellte er fest, daß der Hund auf das Klingeln eines Glöckchens *nicht* mit Speichelabsonderung reagierte. Wozu auch? So weit, so logisch!

Nun ließ Pawlow aber immer dann das Glöckchen klingeln, wenn er dem Hund das Futter hinstellte. Und nach einiger Zeit zeigte sich das Resultat: Der Hund sonderte jedesmal Speichel ab, wenn er das Glöckchen hörte – selbst wenn es dazu gar kein Futter gab! Diesen Vorgang nennen Psychologen »klassische Konditionierung«.

Und genau so werden auch Phobien erlernt. Wenn wir wiederholt eine bestimmte Sinneswahrnehmung gleichzeitig mit einer beängstigenden oder quälenden Situation erleben müssen, kann daraus eine Phobie entstehen.

Ein Beispiel: Ein Kind, das erlebt, wie seine Mutter jedesmal in Panik gerät, wenn sie eine Spinne sieht, kann eines Tages genauso reagieren – obwohl doch von der Spinne absolut keine Gefahr ausgeht.

Dieses Kind hat durch die häufige Wiederholung der gleichzeitigen Wahrnehmung von »Spinne« und »schreiender Mutter« ein Angstgefühl eingeübt. In seinem späteren Leben wird es vermutlich beim Anblick einer Spinne Angst bekommen, obgleich niemand schreit.

Das Beängstigende für das Kind war ja eigentlich die verängstigte Mutter und nicht die Spinne, aber die Konditionierung macht es möglich, daß später die ungefährliche Wahrnehmung ausreicht, um die früheren Gefühle der Angst wieder hervorzurufen – sozusagen auf Knopfdruck.

Eine Phobie kann aber auch durch ein einziges Erlebnis, also ohne die mehrfache Wiederholung ausgelöst werden. Das kann geschehen, wenn eine Situation als extrem bedrohlich erlebt wird. Unfälle, Gewalttaten, schwere Krankheit oder der Tod einer nahestehenden Person können solche Extremsituationen sein. Psychologen nennen sie »traumatisch«. Wer kennt nicht die Geschichten von verschütteten Menschen, die es nach ihrer Rettung nicht mehr aushalten konnten, in einem geschlossenen Raum zu sein. Sie sind ein ganz typisches Beispiel für eine Phobie im Anschluß an ein traumatisches Erlebnis.

Phobien sind im Grunde nicht schwer zu behandeln, denn alles »Erlernte« kann auch wieder »verlernt« werden. Eine Phobie, die nicht behandelt wird, kann dagegen recht weitgreifende Folgen haben. Phobien haben oft die Eigenschaft, sich auszudehnen. Wo am Anfang nur die Spinnenangst war, kann mit der Zeit eine Panik vor jedem Käfer, jeder Fliege, jedem Würmchen entstehen. Wer damit anfängt, Brücken zu meiden, könnte sich eines Tages außerstande sehen, auf eine Leiter zu steigen. Wie man einer solchen Ausweitung der Ängste vorbeugt, darauf komme ich in späteren Kapiteln noch zurück.

Warum ist nun das Thema Phobien wichtig für Angstneurotiker? Eine ausgewachsene Angstneurose unterscheidet sich nämlich deutlich von einer Phobie. Wo der Phobiker nur bei ganz bestimmten Reizen mit Angst reagiert, ist dem Angstneurotiker die schleichende Panik zu einem mehr oder weniger ständigen Lebensgefühl geworden. Dennoch haben Angstneurosen viele phobische Eigenschaften. Da wäre erst einmal das Erlebnis des ersten Angstanfalls. Menschen, deren erster Anfall sehr heftig war, so daß sie die Situation als traumatisch erlebt haben, können phobisch auf Situationen reagieren, die den äußeren Umständen des ersten Angstanfalls ähneln.

Wer zum Beispiel seinen ersten Angstzustand im Auto erlebt hat, kann sehr schnell eine ständige Angst vor dem Autofahren entwickeln – auch wenn er vorher lange Jahre ein begeisterter Autofahrer war.

Wenn wir uns jetzt vorstellen, daß Angstanfälle in vielen verschiedenen Situationen auftreten können, wird deutlich, daß wir immer mehr Orte mit phobischer Angst belegen können, bis wir überhaupt nicht mehr wissen, wo wir »sicher« sind. Ein vertrackter Mechanismus, der aber relativ leicht zu durchbrechen ist, wenn wir versuchen, die angstbesetzten Orte *nicht* zu meiden.

Ein weiterer Mechanismus ist die sogenannte »Pseudo-Konditionierung«. Dabei müssen gar nicht erst Sinneswahrnehmung und bedrohliches Erlebnis zusammenkommen. Es reicht aus, daß das Reaktionssystem Angst so häufig hintereinander ausgelöst wird, daß es nach einer Weile schon bei ganz geringen Anlässen in Gang kommt. Auch dieser Mechanismus kann durch traumatische Ereignisse ausgelöst werden. Wir kennen ihn von Menschen, die sich längere Zeit (z. B. im Krieg) in gefährlichen Situationen befanden: Selbst wenn sie außer Gefahr sind, reagieren sie noch mit extremer Angst auf jedes Geräusch, jede Bewegung, jeden Lichtwechsel.

So ähnlich kann es auch bei uns »Angstmenschen« sein.

Mit der Zeit ist unsere Angstschwelle so niedrig angesetzt, daß wir auf einmal bemerken, eine nie gekannte Höhenangst zu haben, nicht mehr im Aufzug fahren zu können oder bei jeder flatternden Motte panisch zu werden.

Womöglich denken Sie jetzt: ›Nun weiß ich zwar, was eine Phobie ist, aber was ist denn eine Angstneurose?‹

Mit dieser Frage bringen Sie mich in arge Schwierigkeiten! Ich weiß sehr genau, was eine Angstneurose ist, denn ich habe schließlich jahrelang damit gelebt. Ich will mich aber hier auch nicht auf wissenschaftliches Glatteis begeben, indem ich versuche, konkrete Definitionen zu liefern. Die Ärzte und Psychologen können sich selbst nicht ganz darüber einigen, *was* das nun wirklich ist, und ich habe keine Lust, mich in diese Diskussion einzuschalten.

Dies ist ein Buch von Betroffenen für Betroffene und es geht hier nicht um Wissenschaft, sondern um das gefühlsmäßige Erleben eines Notstandes.

Das, was allgemein »Angstneurose« genannt wird, ist eine so vielschichtige und individuelle Angelegenheit, daß man dafür sowieso keine Definition in einigen kurzen Sätzen formulieren kann. Wer dieses Buch liest, wird ein ziemlich lebensnahes Bild von einer Angstneurose bekommen. Wer es wissenschaftlich haben will, dem steht eine Unmenge an Fachliteratur zur Verfügung.

Für uns ist es erst einmal nur wichtig, zu wissen, daß sich in unserem Krankheitsverlauf verschiedene Angsttypen mit verschiedenen Ursachen summieren. Das macht das ganze so kompliziert. Dieses Buch soll dabei helfen, das Knäuel aus vielen unterschiedlichen Angstfäden zu entwirren.

Nun ist Angst nicht immer sofort als Angst zu identifizieren. Viele Betroffene erkennen zwar an ihrem Gefühl, daß sie Angst haben, aber andere spüren Symptome, die anfangs eher auf eine organische Erkrankung schließen lassen. Jeder Betroffene hat seine eigene Angst, die sich von anderen unterscheidet. Die oben beschriebenen körperlichen Vorgänge werden jeweils von verschiedenen Personen unterschiedlich stark wahrgenommen. Der eine spürt nur das Herzrasen, während der andere ausschließlich Atemnot empfindet oder unter Schweißausbrüchen leidet.

Viele haben auch zwei oder mehr Symptome, die je nach Situation gleichzeitig oder einzeln auftreten können. Die Angst hat viele Gesichter, sie ist bei jedem unterschiedlich in ihren Symptomen und doch bei allen ähnlich in den emotionalen Empfindungen:

»Es ist, als würde etwas Schreckliches vor mir stehen, ein Horror, ein Grausen ohne Gesicht und Gestalt. Ich empfinde Panik, zittere am ganzen Körper, vibriere. Meine Arme fühlen sich an, als würden elektrische Schläge durchgejagt. Manchmal kommt auch noch so ein Herzdruck dazu. Meine Gedanken sind düster, hoffnungslos. Ich gehe unter, kaputt. Fühle mich hilflos, ausgeliefert, einsam. Würde mich am liebsten betäuben.«

»Bei mir war es ein vermeintliches Kreislaufversagen, bei dem ich jedesmal glaubte, im nächsten Moment ohnmächtig zu werden (Ich bin aber nie wirklich ohnmächtig geworden!). Mir wurde ganz schwummerig im Kopf, ich konnte nicht mehr klar denken, meinte zu schwanken und konnte nicht mehr richtig sehen. Oft kamen auch Übelkeit, Zittern, Herzklopfen und eine enorme innere Unruhe dazu. Daß diese Empfindungen Angst bedeuteten, erkannte ich erst viel später. Jedoch hatte ich auch ganz deutliche Angstzustände, die sich anders äußerten als das »Kreislaufversagen«. Diese Anfälle kamen meist, wenn ich allein in meiner Wohnung war. Da hatte ich bis auf ein leichtes Zittern gar keine körperlichen Symptome, sondern nur eine entsetzliche, nackte Panik vor ›ich weiß nicht was‹.«

»Meine Angst beginnt meistens mit Magenschmerzen, die in Magenkrämpfen oder starke Übelkeit übergehen. Dabei besteht die Hauptangst darin, sich übergeben zu müssen und damit einer peinlichen Situation ausgeliefert zu sein. Spüre ich also meinen Magen, kommt der innere Katastrophenkreislauf in Gang. Ich stelle mir die Situation, in die ich mich begeben muß, vor und denke daran, wie mir übel wird und ich mich übergeben muß. Daraufhin bekomme ich Angst vor der Situation und zu den schlimmer werdenden Magenschmerzen kommen andere Symptome hinzu: Mein Herz rast, meine Hände werden schweißnaß, mir ist schwindlig und ich habe das Gefühl, Watte in meinem Kopf zu haben. Gedanken wie: ›Ich packe es nicht, ich werde nochmal verrückt‹ kommen hinzu. Die Angst verstärkt sich und damit auch die schon vorhandenen Symptome. Es gelingt mir nicht mehr, einen vernünftigen Gedanken zu fassen, und alles kreist nur noch um meine Angst, um die Folgen meiner Übelkeit und die Ausweglosigkeit meiner Lage. Die Angst ufert in ein Gefühl des Selbsthasses aus, und ich zermürbe mir oft noch stundenlang nach dem eigentlichen Anfall das Hirn und suche nach Lösungen. Je nachdem, wie wichtig die Situation für mich ist, so stark ist dann auch die Angst, der ich ausgesetzt bin. Oft genügt schon der Gedanke an ein Ereignis, um den Teufelskreis zu starten. Dabei ist es egal, ob es etwas Negatives, wie etwa eine Klausur ist, oder etwas Schönes, wie ein Ausflug ins Freibad oder ins Kino. Die Angst macht da keine Unterschiede.«

»Meine Angstanfälle äußerten sich in einem zunehmenden Unwohlsein mit Schweißausbrüchen, zitternden Händen, Herzklopfen und Gedanken wie etwa: Jetzt ist es soweit! Ende, aus, bin ich schon tot? Jetzt kann ich für nichts mehr garantieren. Ich kann mich nicht mehr zusammenreißen! Ich fühle mich so allein. Wo bin ich? Warum bin ich hier? Ich will weg!«

»Die körperlichen Symptome äußerten sich in Herzklopfen, zittern, Atemnot, kalten Schweißausbrüchen, Verkrampfungen, sich völlig gelähmt fühlen. Alle äußeren Wahrnehmungen schienen blockiert. Gleichzeitig die Gedanken, daß es mir peinlich ist, meine Umgebung könnte etwas merken. Ich hatte mich so in der Gewalt, daß mir tatsächlich niemand etwas anmerkte. Übrigens eine Eigenschaft, die ich bis heute beibehalten habe. Dadurch wissen oft Menschen, die mir nahestehen, nicht, was in mir vorgeht.«

»Es fühlt sich an, als ob mir die Angst zuerst ins Gesicht springt. Es kribbelt und wird heiß, als ob ich rot werde. Dann fühle ich nur noch Not und Panik. Ich meine, ich müßte sofort etwas unternehmen, um mich zu retten, aber ich weiß nicht, was ich tun soll. Ich kann dann nur noch denken: ›Scheiße, Scheiße, was mach' ich jetzt?‹ Es ist, als würde ich über einem Abgrund hängen und genau wissen, daß ich mich nicht mehr lange halten kann.«

»Es ist ungeheuer schwer, die Symptome so zu beschreiben, daß sie nicht lächerlich oder überproportional schlimm klingen. Jeder hat sein eigenes Bild von Angst im Kopf, doch meine Art, mit Angst leben zu müssen, deckt sich überhaupt nicht mit der normalen Angst, die jeder mehr oder weniger auszustehen hat. Deshalb habe ich es auch vermieden, viele Menschen mit meiner kranken Angst zu konfrontieren.«

Die Auslöser eines Angstanfalls sind meist bestimmte Situationen – das Alleinsein, das Einkaufen im Supermarkt, Auto fahren, Fahren mit öffentlichen Verkehrsmitteln, der Aufenthalt in einer größeren Menschenmenge, das Treffen mit einer bestimmten Person oder auch nur Lärm oder nächtliche Dunkelheit. Oft wird Angst auch schon durch den Gedanken ausgelöst: »Oh je, hier an diesem Ort hatte ich schon einmal einen Angstanfall!«. Manchmal denken wir auch: »Jetzt kommt eine Situation, in der ich auf keinen Fall einen Anfall haben darf!« – und schon spüren wir, wie sich die Angst ankündigt.

In manchen Zeiten sind wir mehr und in anderen weniger anfällig für Angstzustände. Das hängt davon ab, ob wir gerade relativ gekräftigt sind oder in der letzten Zeit wenig Ruhe und Entspannung hatten. Wer gestreßt oder erschöpft ist, gerät schneller in einen Angstanfall, auch wenn er sich gar nicht in einer für ihn typischen Angstsituation befindet.

Mit der Zeit wissen wir sehr genau, wie unser Angstpegel in bestimmten Situationen und Verfassungen reagiert und lernen, uns so gut wie möglich damit zu arrangieren. Meist sieht das so aus, daß wir versuchen, Angstsituationen zu meiden. Das ist erst einmal nichts Schlimmes, sondern nur ein Selbstschutz, der uns hilft, zur Ruhe zu kommen und Zeit zum Nachdenken zu finden. Ein Teil dieser Zeit sollte allerdings dafür genutzt werden, zu überlegen, was man unternehmen kann, um die Angstzustände wieder loszuwerden. Denn eines ist ganz sicher:

Die Angstanfälle verschwinden nicht durch Vermeidung der Angstsituationen! Massive Angst heilt sich nicht von allein, ohne daß man etwas dagegen tut. Sie ist genauso behandlungsbedürftig wie andere Krankheiten. Wer nichts unternimmt und sich auf Dauer immer mehr vor dem Leben zurückzieht, macht alles nur noch schlimmer und riskiert, daß er stärkere, häufigere und womöglich zusätzliche andere Symptome bekommt.

II. Der erste Angstanfall

Es fällt mir schwer, einen Anfang zu diesem Kapitel zu finden, noch einmal in Gedanken zum Beginn meiner Krankheit zurückzugehen und mich an die Zeit zu erinnern, in der plötzlich alles ganz anders wurde. Das Sprichwort »Ich fiel aus allen Wolken« beschreibt annähernd das Gefühl, das ich damals erlebte. Mir war, als hätte mir jemand den Boden unter den Füßen weggezogen. Erst viel später konnte ich erkennen, daß dieser vermeintliche Boden eben nur aus Wolken bestand ...

Ich war damals davon überzeugt, vor nichts wirklich Angst zu haben – mal abgesehen von Naturkatastrophen, Vergewaltigern, Krieg oder ähnlichem. Ich fühlte mich sicher und selbständig und glaubte, das Beste aus meinem Leben zu machen. Meine Familie und die meisten meiner Bekannten hielten mich für eine starke Persönlichkeit, die nicht so leicht zu erschüttern ist. So habe ich dann auch meinen ersten Angstanfall überhaupt nicht als solchen erkannt.

Mitten in der Nacht in einer übervollen Disco war mir plötzlich hundeelend zumute. Mir wurde schlecht und schwindlig, ich konnte nicht mehr richtig sehen, meine Umgebung nicht mehr koordinieren und wußte nur noch, daß ich ganz schnell aus diesem Laden raus mußte.

Ich glaubte, im nächsten Moment ohnmächtig zu werden und ließ mich sofort nach Hause fahren. Es wunderte mich auch nicht, daß in meiner Wohnung plötzlich alle diese furchtbaren Gefühle wie weggeblasen waren. Ich war davon überzeugt, daß ich einfach nur zu viel getrunken hatte und einen Ruhetag brauchte. Am nächsten Tag, den ich zu Hause verbrachte, war auch alles wieder ganz normal, und am übernächsten Tag wollte ich wie gewohnt zur Uni fahren. Aus dieser Fahrt wurde allerdings ein Alptraum!

Schon an der Haltestelle der U-Bahn fühlte ich mich entsetzlich müde und hoffte, diesen Tag bald hinter mir zu haben, um endlich schlafen zu können. Ich stieg in die Bahn, setzte mich und empfand das gewohnte Fahren als sehr unangenehm. Irgendwo zwischen der dritten und vierten Haltestelle brach dann die Hölle in mir los! Wieder spürte ich, wie urplötzlich mein Blutdruck absackte, und ich bekam wahnsinnige Angst, in der Bahn ohnmächtig zu werden. Mir war schlecht, ich war ganz verwirrt, konnte nicht mehr richtig sehen, und trotzdem sprangen mir die Bilder meiner Umgebung überdeutlich ins Auge.

Gedanken schossen durch meinen Kopf, und ich nahm mir vor, direkt an der nächsten Haltestelle auszusteigen, weil ich nicht am überfüllten Hauptbahnhof zwischen all den Menschen in Ohnmacht fallen wollte. Ich schleppte mich zur Tür, hielt mich krampfhaft an den Stangen in der Bahn fest und wunderte mich einen Augenblick lang, warum mich niemand von den Leuten, die da saßen, fragte, ob mir schlecht sei. Aber alle Gesichter starrten abweisend aus den Fenstern, obwohl draußen doch gar nichts zu sehen war außer der Schwärze des U-Bahn-Tunnels.

Die Bahn hielt an, ich meinte zu schwanken und es dauerte eine Ewigkeit, bis sich endlich an der Haltestelle die Türen öffneten. Ich stieg aus und wollte so schnell wie möglich nach Hause. Um auf den andern Bahnsteig zu gelangen, mußte ich eine lange Treppe hinaufgehen. Mir kam eine Idee: um meinen Blutdruck wieder hochzubekommen, rannte ich, so schnell ich konnte, über die Stufen nach oben. Das half, und als ich dann auf die Bahn wartete, die zurück fuhr, fühlte ich mich schon wieder so normal, daß ich ernsthaft überlegte, ob ich nicht doch noch zur Uni fahren sollte. Aber dann kam die Bahn und ich stieg ein. Kaum setzte sich die Bahn in Bewegung, ging es wieder los – und diesmal viel schlimmer!

Ich bin fast verrückt geworden, geriet in Panik, wußte nicht mehr, wie ich nach Hause kommen sollte und hatte das Gefühl, daß das Fahrgeräusch sich zu einem Donnern und Dröhnen auswuchs. Alles um mich herum erschien mir irreal und war von dem einzigen Gedanken beherrscht: »Ich darf jetzt nicht umkippen, ich muß nach Hause, ich darf erst zu Hause umkippen!«

Es war nicht mehr auszuhalten in der Bahn. Ich mußte ganz schnell da raus, ich konnte unmöglich noch meine Zielhaltestelle abwarten. So stieg ich am nächsten Bahnhof aus, stürzte wieder die Treppen hinauf, fühlte aber keine Besserung. Kein Boden unter den Füßen, obwohl ich über die Straße lief. Ein Wunder, daß ich nicht überfahren wurde! Die zehn Minuten, die ich zu laufen hatte, zogen sich endlos in die Länge. Immer die Überzeugung: beim nächsten Schritt falle ich um, ich schaffe es nicht mehr, ich breche zusammen, ich bin krank, ich kann nicht mehr ...

Die letzten Meter bis zu meiner Haustür erschienen mir wie eine unüberwindliche Entfernung. Irgendwie schaffte ich es, meine Wohnung aufzuschließen, die Tür hinter mir zuzuknallen und mich auf mein Bett fallenzulassen. Liegen, nur liegen, nicht mehr laufen müssen und die Beine hochlegen, damit wieder Blut in meinen Kopf fließen kann.

Das Entsetzliche war aber, daß es nicht besser wurde! Alles drehte sich, ich konnte mich nicht mehr bewegen und bestand nur noch aus dem Bewußtsein, daß es mir furchtbar schlecht ging. Dann, wie eine plötzliche Einsicht, der Gedanke: Ich sterbe! Das mußte es sein! Noch nie in meinem Leben war es mir so schlecht gegangen, das konnte nur das Ende sein. Mich beschäftigte einzig der Gedanke, daß ich nicht allein sterben wollte, aber ich war nicht in der Lage, das Telefon zu nehmen und jemanden anzurufen.

Es dauerte eine Ewigkeit, bis sich dieser Zustand langsam löste. Mir wurde besser. Zwar fühlte ich mich ungeheuer erschöpft, aber sonst war wieder alles normal. Total erstaunt stellte ich fest, daß seit ich die Wohnung verlassen hatte, um zur Uni zu fahren, erst etwas mehr als eine Stunde vergangen war. Ich war fest davon überzeugt, daß ich stundenlang auf dem Bett gelegen hatte!

Das war mein erster Anfall, den ich jedoch bei all meinen Überlegungen, was mit mir los sein könnte, nicht mit Angst in Verbindung brachte.

»Richtige« Angst bekam ich erst einige Wochen später, als ich nachts im Bett lag und einschlafen wollte. Zuerst beschlich mich nur eine merkwürdige Beklemmung und das Gefühl, bedroht zu sein. Diese Empfindungen steigerten sich langsam, bis ich stocksteif unter meiner Decke lag und eher verwundert feststellte, daß dies ein Angstzustand war. Im nachhinein gesehen war es nur ein sanfter Anfall, den ich dadurch lindern konte, daß ich versuchte, mich abzulenken, indem ich konzentriert und minutiös den vergangenen Tag in Gedanken nocheinmal rückwärts ablaufen ließ.

So wie jeder seine Angst anders erlebt, so unterschiedlich ist auch jeweils der Beginn der Symptome. Nicht alle Betroffenen können klar sagen, wann sie ihren ersten Angstzustand hatten. Bei vielen steigern sich über einen langen Zeitraum Gefühle flüchtigen Unwohlseins zu ausgewachsenen Panikzuständen.

Ich habe auch zwei Frauen kennengelernt, die schon von

ihrer Kindheit an regelmäßig Angstzustände hatten und sich ein Leben ohne sie noch gar nicht vorstellen konnten. Bei wieder anderen waren die ersten Anfälle die schlimmsten und wurden dann immer schwächer.

Bei den meisten Betroffenen jedoch, mit denen ich gesprochen habe, traten – wie bei mir – die Symptome ganz plötzlich »aus heiterem Himmel« auf. Dieser jähe Wechsel von einem ganz normalen Lebensgefühl zu einem ungeheuren, unerklärlichen Zustand ist ein enormer Schock und fast immer von Todesangst begleitet. Wenn wir uns in der Therapie gegenseitig vom ersten Auftreten unserer Angstsymptome erzählten, fiel bei allen der Satz: »Ich dachte, ich müßte sterben!«

Bei vielen endete der erste Angstanfall im Krankenhaus oder beim Hausarzt. Die einen meinten, einem Infarkt zu erliegen, weil ihnen das Herz fast aus der Brust sprang, andere meinten, zu ersticken, und viele glaubten, so wie ich, an ein totales und endgültiges Versagen des gesamten Kreislaufsystems. Aber auch ohne direkte körperliche Symptome kann man das Gefühl haben, einfach vor Angst sterben zu müssen.

Der erste Angstanfall ist deshalb so schlimm, weil man so völlig unvorbereitet ist und sich nicht erklären kann, was da vor sich geht. Man weiß einfach überhaupt nicht, was los ist, denn die wenigsten Menschen wissen über Angstsymptome Bescheid, und selbst diese wenigen glauben in der Regel nicht daran, selbst von so einer »Psycho-Krankheit« betroffen zu sein.

Nach dem ersten Angstzustand, wenn wir verwundert feststellen, daß wir noch leben und die Welt die gleiche ist wie vorher, sind wir erst einmal sehr verunsichert. Wie wir das ganze dann interpretieren, hängt zum Teil davon ab, wie der Anfall verlaufen ist. Menschen, deren erster Angstzustand vergleichsweise milde war, werden ihn vielleicht nicht weiter beachten, ihn als zwar unerklärliche, aber einmalige Situation hinnehmen, oder aber erst einmal eine naheliegende Begründung dafür finden (ich habe in letzter Zeit so viel Streß gehabt, ich habe schlecht geschlafen, ich muß mich mal besser ernähren). Diese Menschen werden (und sollten) sich erst dann ernsthafte Gedanken machen, wenn solche Zustände häufiger auftreten oder schlimmer werden.

Andere, die ihren ersten Anfall als sehr bedrohliche Extremsituation, aber sozusagen für sich allein »im stillen Kämmerlein« erlebt haben, befinden sich hinterher in einem ziemlich konfusen Zustand. Was war das denn jetzt?!

Man ist verunsichert, sucht Anhaltspunkte für Erklärungen, erwägt die Möglichkeit, krank zu sein und fragt sich, ob man zum Arzt gehen soll. Da aber dieses furchtbare Gefühl schließlich wieder aufgehört hat und man sich eigentlich wieder ganz normal fühlt, wartet man erst einmal ab, wie es weitergeht und ob das noch einmal passiert. In diesem Moment ist nämlich in den meisten Fällen ein Aspekt der Krankheit noch nicht entwickelt: Die Angst vor der Angst.

Man nimmt sich also vor, abzuwarten und sich in den nächsten Tagen vorsichtshalber ein bißchen zu schonen. Begnadete Ignoranten bringen es allerdings auch fertig, einen heftigen, quälenden Angstzustand nicht als Grund zur Sorge anzusehen und einfach nicht mehr daran zu denken. Sie müssen dann damit rechnen, daß ihre nächsten Anfälle ungleich schlimmer werden, denn: Je weniger wir auf die Alarmanlage hören, desto nachhaltiger und länger schrillt sie!

Aber es gibt noch eine dritte Möglichkeit, den ersten Angstzustand zu bewerten, und zwar dann, wenn er beim Arzt oder im Krankenhaus endet. Dies sind meist die Fälle, bei denen körperliche Symptome vorherrschen und der Betroffene beispielsweise glaubt, einen Herzinfarkt zu haben. Die Ärzte, die sich dann um uns kümmern, gehen in der Regel davon aus, daß wir organisch krank sind und stellen allerlei Untersuchungen an.

Wir aber haben (jetzt bitte nicht erschrecken!) erst einmal erreicht, was wir wollten: Wir sind offiziell als »krank« anerkannt, stehen – oder liegen – im Mittelpunkt der Aufmerksamkeit, werden umsorgt und dürfen uns ganz in die Obhut anderer begeben, die nun für uns verantwortlich sind! Vielleicht werden Sie diesen letzten Satz als böswillige Unterstellung ansehen und sich vehement dagegen zur Wehr setzen; aber versuchen Sie doch erst einmal, ihn nicht als Vorwurf zu betrachten, denn er ist ganz und gar nicht als Vorwurf gemeint. *Jede* Krankheit, ob es nun eine Erkältung, ein Magengeschwür oder eben Angst ist, hat den tieferen Sinn, die Absicht, Aufmerksamkeit zu erregen. Nicht nur die eigene, sondern auch die unserer Umwelt. Wir brauchen dann Schonung, Fürsorge und Hilfe. Das ist völlig natürlich und legitim und bedarf keiner Entschuldigung.

Viele unserer heutigen Wertvorstellungen sind aber derart gräßlich, daß Hilfsbedürftigkeit und der Wunsch, umsorgt zu werden und im Mittelpunkt zu stehen, als unverzeihliche Charakterschwächen angesehen werden. Dagegen wird als »stark« bezeichnet, wer alles allein schafft und nicht um Hilfe bittet.

So ist es auch bei den Angstneurotikern (und anderen psychisch Kranken). Sie sträuben sich gegen Rat, Trost und Hilfe, wollen alles allein bewältigen und auf keinen Fall jemandem zur Last fallen oder eigene Unfähigkeit eingestehen. Bis eines Tages ihr Symptom sie dazu zwingt, endlich dem unerkannten Wunsch nach Schwäche, Aufmerksamkeit und Umsorgtwerden nachzugeben. Und sie wehren sich dagegen, es ist ihnen unangenehm, und sie sind entsetzt, wenn jemand sagt: »Das hast du doch gewollt!«

Wir spüren nicht, daß wir es wollen! Aber unsere Seele spürt es und sorgt mit massivem Druck, nämlich mit dem Angstsymptom dafür, daß wir endlich bekommen, was uns seit langem fehlt. So etwas nennt man »Krankheitsgewinn«, den Gewinn, den uns die Krankheit beschert.

So wie wir heute leben und mit Bedürfnissen umgehen, ist Krankheit eines der geeignetsten Mittel, um an dieses Ziel zu gelangen. Krankheit – und zwar nur akute und schwere Krankheit – ist eine Schwäche, die halbwegs anerkannt und nicht als mieser Charakterzug interpretiert wird. Die vorwiegende Meinung ist: Für Krankheit kann man nichts, das macht niemand absichtlich, Krankheit ist etwas, wo man ruhigen Gewissens Mitleid haben kann!

Hier liegt eine der wichtigsten Motivationen, krank zu werden. Wer hat sich in schweren Zeiten nicht schon einmal insgeheim gewünscht, einfach krank zu werden, sich ins Bett zu legen, sich um nichts mehr kümmern zu müssen und von anderen versorgt zu werden? Derjenige, der nach dem ersten Angstanfall im Krankenhaus liegt oder zu Hause vom Arzt besucht wird, hat diese Phantasie in die Tat umgesetzt und ist in gewisser Hinsicht beruhigt: Man kümmert sich um mich, mir wird geholfen, ich bin nicht allein.

Natürlich wird dies alles nicht mit bewußter Absicht inszeniert. Der Betroffene leidet wirklich! Er weiß nicht, daß die Angst als Mittel zum Zweck dient, er weiß erst einmal gar nichts, außer daß er jetzt Hilfe benötigt, und zwar dringend.

Unser Patient, der nun nach seinem ersten Anfall im Krankenhaus liegt oder sonstwie ärztlich versorgt wird, stuft sich selbst als körperlich krank ein und beginnt, sich in dieser Situation, in dieser Überzeugung einzurichten. Er hat eine Möglichkeit gefunden, seinen Angstzustand zu interpretieren und in ein bekanntes Muster einzuordnen. Für ihn wird es erst später richtig verwickelt, nämlich dann, wenn die Ärzte buchstäblich mit ihrem Latein am Ende sind und im günstigsten Falle einer auf die Idee kommt, das ganze Problem könne psychosomatischer Natur sein!

Ich möchte aber auch noch hinzufügen, daß nicht jeder erste oder zweite Angstanfall unweigerlich eine ganze Kette weiterer Anfälle nach sich zieht und sich zu einer Vollbild-Angstneurose steigern muß. Ich glaube, jeder Mensch kann Momente in seinem Leben haben, wo die Nerven so blank liegen, daß ohne eine klar ersichtliche Bedrohung ein Panikgefühl aufkommt. Manch einer hat in psychisch stark belastenden Lebenssituationen ein-zwei Angstanfälle, die aber mit der Lösung vorherrschender Probleme wieder verschwinden.

So hat einer meiner Freunde nächtliche Zustände von Todesangst erlebt, als sich gerade zu einer Zeit, in der er für sehr wichtige und schwierige Klausuren lernen mußte, seine langjährige Lebensgefährtin von ihm trennte. Als die Klausuren bestanden waren und wenigstens dieser Druck vorbei war, vergingen auch die Angstanfälle wieder. Betroffene spüren sehr rasch, ob sie es mit einer langwierigen Symptomatik oder einem vorübergehenden Phänomen zu tun haben. Da kann man sich gegebenenfalls nicht so leicht etwas vormachen.

Aber ganz egal, wie es weitergeht – das Wichtigste ist, von dem Zustand, dem Gefühl der Angst zu erzählen, es nicht zu verheimlichen und Hilfebedürftigkeit zu zeigen. Dann stehen die Chancen gut, daß der erste Angstanfall der einzige bleibt.

»Einen ›ersten‹ Angstanfall gab es bei mir nicht. Es wurde schleichend immer heftiger, bis plötzlich nichts mehr ging und ich vor Angst mehrmals am Tag schlotterte und weinte.«

»Mein erster Angstanfall ist in einer völlig normalen Situation entstanden, die sich nur durch meine Bewertung in nachhaltiger Art und Weise auf mein Leben ausgewirkt hat. Es war der erste Vorlesungstag meines dritten Semesters. Ich hatte die Woche zuvor mit normaler Nervosität zwei Klausuren geschrieben, von deren Gelingen ich jedoch nicht überzeugt war, und ging etwas enttäuscht das neue Semester an. Während der ersten Vorlesungsstunde fühlte ich mich völlig entspannt und freute mich sogar darüber, etwas Sinnvolles zu tun. Doch in der zweiten Stunde passierte es dann. Mir wurde mit einem Schlag furchtbar schlecht, und ich hatte das Gefühl, mich übergeben zu müssen. Ich suchte mit den Augen den Ausgang und überlegte mir, wie ich mich retten könnte. In mir war nichts als Panik. Gedanken rasten durch meinen Kopf, und ich spürte meinen Herzschlag überall. Im Glauben, alle würden mir mein Elend ansehen, wurde die Angst nur noch schlimmer. Es ging nicht mehr um meine Übelkeit, sondern um die Peinlichkeit, die ein Erbrechen nach sich ziehen mußte. Ich saß wie angewurzelt da. Schweiß rann mir die Stirn hinunter, und ich konnte mich nicht rühren. Ich dachte, wenn ich aufstünde, wäre ich hoffnungslos verloren. Alle würden mich anstarren und die Situation sofort durchschauen. Außerdem glaubte ich, mich sofort übergeben zu müssen und es nicht mehr bis nach draußen zu schaffen. So überstand ich die Stunde mit viel Qual und konnte den ganzen Tag nichts anderes mehr denken. Am nächsten Tag wachte ich mit Magenschmerzen auf und bewertete sie genau wie zuvor in der Vorlesung. Ich bekam sofort wieder Angst und konnte mir meine eigenen Gedanken nicht erklären. Seitdem kämpfe ich mit meiner Angst und meinen Magenschmerzen, die mittlerweile ein unzertrennliches Paar geworden sind.«

»Meinen ersten Panikanfall hatte ich mit 14 Jahren in der Schule. Ich konnte es nicht mehr ertragen, dort zu sitzen und mir dauernd irgendwelchen Schwachsinn anzuhören. Mir wurde übel und ich bekam Kreislaufstörungen, so daß ich den Unterricht verlassen mußte. Mein Mathematiklehrer begleitete mich bis zum Sanitätszimmer, wo ich dann auf einer Liege ruhte, bis meine Mutter mich abholte. Wir fuhren dann zu einem Arzt, der ein EKG machte.«

»Ich bin um einen See gejoggt. Nach zehn Minuten mußte ich anhalten. Ich war auf einem offenen, großen Platz. Das Wetter war düster und trüb, mit hoher Luftfeuchtigkeit. Gegenüber eine Autobahn. Ich war allein. Die Angst stieg bis zur Panik.«

»Meinen ersten Angstanfall hatte ich auf dem Weg zur Arbeit. Damals war ich noch in der Ausbildung. Eine schlimme Zeit, da ich weder mit meinen Ausbildern, noch mit dem Beruf konform ging. Es kam wie aus heiterem Himmel. Ich ging zur Straßenbahnhaltestelle wie an jedem Morgen. Auf einmal dieses Gefühl, ins Leere zu treten, begleitet von dem Gefühl panischer Angst. Für mich damals unerklärlich. Als solche Anfälle häufiger vorkamen, und ich mich nur noch zuhause sicher und wohl fühlte, begann die Suche nach der Ursache. Ich muß dazu sagen, ich habe nicht einen Tag im Job gefehlt. Auch in den späteren Jahren nicht. Du kannst dir denken, welche Energie dabei aufgewendet werden muß, gegen diese Angst zu kämpfen.«

Wer diese Beschreibungen erster Panikzustände aufmerksam liest, kann deutlich erkennen, wie ratlos man sein kann, was die Ursache der Angst betrifft, obwohl man die Erklärung dafür gleich mitliefert! In dem letzten Bericht wird es besonders augenfällig. Die Betroffene sagt: »Es kam wie aus heiterem Himmel«, obwohl sie im vorhergehenden Satz eine ungeheuer belastende Situation beschreibt: eine unerwünschte Ausbildung mit unerwünschten Ausbildern! Hier kann man ganz deutlich sehen, daß Angstneurotiker eine Unmenge Disziplin, Durchhaltevermögen und Selbstverleugnung von sich verlangen, um im Leben zu bestehen und keine Schwächen zu zeigen.

Das geht so weit, daß sie Belastungen vor sich selbst verbergen und sich dann wundern, warum sie so massiv krank werden. Der »heitere Himmel« ist eine Illusion von Stärke, die wir nur äußerst ungern antasten oder gar aufgeben.

III. Wenn es soweit ist, hilft gar nichts mehr!

Oder: Was man während des Anfalls doch tun kann

Die meisten Schriften über Angstneurosen und Angstzustände befassen sich vorwiegend mit den Ursachen der Angst im psychischen und physischen Sinne, mit Behandlungsmöglichkeiten, Vorbeugungsmaßnahmen etc. Das ist gut und richtig, aber ein entscheidendes Thema habe ich immer vermißt: Was kann ich tun, solange ich noch keinen Therapeuten habe, Maßnahmen wie z. B. Autogenes Training noch nicht erlernt habe, noch gar keinen Bezug zu den Ursprüngen meiner Angst gefunden habe oder mit ähnlichen Hilfen vertraut bin?

Denn es ist ja bei weitem nicht so, daß man kurz nach dem Auftreten der ersten Symptome schon in Therapie ist; – und selbst wenn, heißt das noch lange nicht, daß ich nach ein paar Gesprächen schon in der Lage bin, mit meinen Angstanfällen umzugehen.

Selbst die wenigen Betroffenen, denen schon nach kurzer Zeit klar ist, wo ihre Probleme liegen und wo sie nach Ursachen suchen müssen, können unmöglich von heute auf morgen ihr Leben und Handeln in dem Maße verändern, daß sie gar keine Angstzustände mehr erleiden. Es ist fast bei jedem Betroffenen so, daß er sich zunächst auf unbestimmte Zeit seinen Angstanfällen ausgeliefert fühlt und in diesem Punkt noch keine Hilfe erhält. In der Regel kennt man ja auch niemanden, der solche Erfahrungen schon einmal gemacht hat und davon erzählen oder Rat geben kann.

Ich will in diesem Kapitel versuchen, dem leeren Raum, in dem sich Menschen zu Beginn ihrer Krankheit befinden, ein wenig Boden zu geben. Zugegeben: Es ist schwer! Denn die Überschrift dieses Kapitels: »Wenn es soweit ist, hilft gar nichts mehr!« ist tatsächlich genau das, wovon man im Angstanfall (und auch außerhalb von Anfällen) überzeugt ist. Das macht die Sache ja auch so schlimm, das steigert die Angst vor der Angst: Man kann scheinbar jederzeit in einen Zustand geraten, aus dem es keinen Ausweg, wo es keine Möglichkeit zur willentlichen Beendigung des Zustandes gibt.

Hier möchte ich noch einmal daran erinnern, daß unsere Angstzustände ein Warnsignal sind. Die Angst ist unsere ganz persönliche Alarmanlage, die anzeigt, daß etwas geändert werden muß. Deshalb *muß* unsere Angst so schlimm, so ausweglos erscheinen, denn sonst würde sie ihre Wirkung als Warnung verlieren. Ließe sich ein Angstzustand nach Belieben abstellen, würden wir ihn kaum wahrnehmen und uns nicht darum kümmern.

Das Unausweichliche des Angstanfalls liegt also in der Natur seiner Funktion. Dies zu erkennen und zu verinnerlichen, ist der erste und wichtigste Schritt dahin, sich Angstzustände erträglicher zu machen. Denn wenn wir den Sinn einer unerträglichen Situation erfassen, verliert sie einen Teil ihrer quälenden Eigenschaft. Trotzdem bleibt es dabei: Wenn ein Angstanfall erst einmal da ist, kann man ihn nicht einfach abstellen. Es gibt keinen Trick, kein Rezept, kein bestimmtes Verhaltensmuster, ihn zu beenden. Er ist da und muß durchlitten werden, bis er abklingt. Es ist natürlich schmerzlich und niederschmetternd, diese Tatsache zu akzeptieren, aber *haben* wir sie einmal akzeptiert, können wir auch endlich die krampfhaften Versuche aufgeben, die Anfälle abzublocken. Wir können eine Menge kostbarer Energie sparen, wenn wir aufhören, verzweifelt nach Möglichkeiten zu suchen, der Angst zu entfliehen. Denn wohin wir auch fliehen, uns selbst müssen wir dorthin mitnehmen und somit auch die Angst, weil sie ein Teil von uns ist.

Und dies ist der zweite Schritt, die Angst erträglicher zu machen: Wir müssen verstehen und erkennen, daß sie nicht von außen kommt, sondern zu uns gehört, in uns ist und von uns kommt.

Dazu gehört auch, daß wir sie nicht mehr als etwas Böses ansehen, das uns quälen will, sondern als etwas Gutes, das uns helfen will. Wem es möglich ist, sich dieser Betrachtungsweise anzunähern (was beileibe nicht einfach ist), dem wird der dritte Schritt schon von ganz allein deutlich: Es ist unsinnig, etwas abzuwehren, das im Grunde eine Hilfe darstellt. Es ist also unsinnig, zu versuchen, gegen die Angst anzukämpfen, weil es nichts nützen und im Gegenteil die Angst nur noch vergrößern würde.

Es ist nicht leicht, diesen Schritt zu verstehen. In unserer Gesellschaft gelten Schlagwörter wie »die Angst bezwingen« oder »den inneren Schweinehund besiegen« als gute und lobenswerte Verhaltensweisen. Betrachten wir sie aber einmal genauer: »Besiegen« heißt, einen Gegner zu unterwerfen, Macht über ihn zu erlangen, so daß er sich geschlagen gibt und uns nicht mehr angreift. So ein Gegner ist uns in der Regel, nachdem er besiegt ist, nicht besonders wohlgesonnen, allenfalls unterwürfig, womöglich aber derart wütend und beschämt, daß er uns später mit heimtückischeren Methoden angreift. Durch das Besiegen ist also keine ausgewogene Lage entstanden, in der sich beide Partner des Konflikts wieder im Einklang befinden.

Vergleichen wir die Situation doch einmal mit dem,

wonach sie sich anhört, nämlich mit Krieg. Im Grunde wissen wir alle, daß Krieg nichts Erstrebenswertes ist, daß er entsetzlich und grausam ist und daß wir ihn nicht haben wollen. Warum nur führen wir dann Krieg gegen uns selbst? Warum verwenden wir so oft kriegerische Vokabeln, wenn es um uns selbst geht? Seine Angst *bezwingen*, seine Gefühle *beherrschen*, seine Furcht *niederkämpfen*, sich *einen Tritt* geben, sich *ohrfeigen* können, sich in der *Gewalt* haben, etc.

Da ist etwas in uns, das wir nicht haben wollen. Deshalb wird es bekämpft. Die Angst soll nicht mehr in uns sein, sie soll »raus«. Deshalb besetzen wir auch oft äußere Dinge mit Angst. Wir sagen: »Dieser Mensch *macht mir* Angst.« Wir verlagern die Angst nach außen, schieben sie ab, geben anderen Menschen oder Dingen die Schuld an der Angst. Viel ehrlicher und der Wahrheit entsprechend ist es, zu sagen: »Ich *habe* Angst.« Meine Therapeutin sagte immer: »Es ist okay, wenn Sie Angst haben, aber es ist nicht okay, wenn die Angst Sie hat!« Dieser Satz hat mir vieles deutlich gemacht.

Solange wir die Angst aus uns verbannen, sie als von außen kommend ansehen, führen wir Krieg. Wir geben ihr die Chance, Macht über uns zu gewinnen, uns im Griff zu haben und uns durch Drohung in Schach zu halten. Dann hat die Angst uns. »Ich habe Angst« hingegen ist ein Satz, der unseren Besitz anzeigt. Ich *habe* etwas, und mit dem, was ich *habe*, kann ich auch etwas *tun*. Wenn ich ein Stück Ton habe, kann ich es von allen Seiten ansehen, es befühlen, ausprobieren, was ich damit machen kann, oder etwas daraus formen. Wenn ein anderer dieses Stück Ton hat, habe ich keinen Einfluß darauf, was damit geschieht und habe auch keine Möglichkeit, selbst etwas damit zu tun.

Diese Beispiele sind alle recht abstrakt, und ich möchte

zurückkommen auf unsere konkrete Situation, nämlich den akuten Angstanfall. Wenn Sie also einen Angstanfall haben, dann versuchen Sie einmal, Ihre Angst in sich hineinzunehmen, so daß Sie sagen können: »Ich habe meine Angst.« Versuchen Sie, sich nicht dagegen zu wehren. Geben Sie den Kampf auf!

Nehmen Sie Ihre Angst, lassen Sie sie so sein, wie sie ist, und schauen Sie sich diese Angst an. »Befühlen« Sie sie: Wie fühlt sich meine Angst an? »Hören« Sie auf die Angst: Was sagt sie mir? Betrachten Sie Ihre Angst unter dem Aspekt, *wann* sie aufgetreten ist, sich bemerkbar gemacht hat. Überlegen Sie, was Sie zu dem Zeitpunkt, an dem die Angst angefangen hat ›getan, gedacht, gefühlt‹, gesagt oder gesehen haben.

Lassen Sie die Angst kommen! Sie brauchen sich nicht davor zu fürchten, daß sie dann größer wird oder länger andauert. Im ersten Moment, wenn man versucht, sich der Angst hinzugeben, wird es etwas schlimmer. Es ist so, als würde man eine Tür öffnen und noch nicht wissen, was einen dahinter erwartet. Es ist ein Moment, wo man sagt: »Ich habe mir ein Herz gefaßt.« Man tritt über eine Schwelle, und dieser Augenblick ist schwer und spannungsgeladen, – aber dann wird es auf einmal leichter, weil man das, was hinter der Schwelle liegt, sehen, sich darauf einstellen und etwas damit tun kann.

Es ist ganz schön schwer, diese »Heldentat« wirklich zu vollbringen. Man muß viel Mut aufbringen, und das braucht seine Zeit. Mut ist etwas, das man erst lernen muß. Mut hat immer mit Angst zu tun, denn wer keine Angst hat, kann auch nicht mutig sein. Um Mut zu entwickeln, muß man erst einmal Angst entwickeln, mit Angst vertraut sein, das Gefühl der Angst kennenlernen.

Fordern Sie also nicht zu viel auf einmal von sich! Es dauert eine ganze Weile und erfordert viele Versuche, bis man irgendwann den Schritt tun kann, die Angst einfach kommen zu lassen und zu sehen, was dann passiert. Wenn wir es aber einmal geschafft haben, werden wir es auch ein zweites Mal schaffen. Und eines Tages wird es soweit sein, daß wir jedem Angstzustand so begegnen können, daß wir ihn nicht bekämpfen müssen, sondern ihn als Hilfsmittel annehmen können, um unsere Situation und uns selbst besser zu verstehen. Dann ist die Angst nichts Schlimmes mehr, dann ist sie eine treue Freundin und ein verläßlicher Richtungsweiser.

Aber auch wenn wir versuchen, alle diese Dinge zu beachten, ist es noch ein langer Weg. Wir haben auf diesem Weg viele Angst- und Panikzustände und brauchen das Gefühl, irgendetwas Konkretes für uns tun zu können. Deshalb will ich hier einige Möglichkeiten anbieten, die ein bißchen Erleichterung bringen und auch das Gefühl geben können, nicht tatenlos und konfus dem Angstanfall ausgeliefert zu sein.

Tun Sie Dinge, die Sie auch sonst als beruhigend empfinden. Versuchen Sie, nicht panisch umherzuwandern oder in sonst eine hektische Betätigung zu verfallen. Setzen Sie sich in einen bequemen Sessel, lassen Sie Arme und Beine locker liegen oder hängen, versuchen Sie ruhig in den Bauch zu atmen und die Luft beim Ausatmen geräuschvoll, wie bei einem tiefen Seufzer, herauszulassen.

Kochen Sie sich einen schönen, heißen Tee (keinen Kaffee!) oder trinken Sie – je nach Geschmack – ein Glas warme Milch. Eine Wärmflasche auf dem Bauch wirkt oft sehr beruhigend. Nehmen Sie – falls vorhanden – Ihr Schmusetier in die Arme und streicheln Sie es. Ein lebendiges Tier wie Hund oder Katze kann hier Wunder wirken.

Seien Sie lieb zu sich, verwöhnen Sie sich, lassen Sie alle unangenehmen Beschäftigungen einfach liegen – Sie haben das Recht dazu! Ziehen Sie unbequeme und beengende Kleidung aus, und kuscheln Sie sich in gemütliche, weiche Kleidung oder in eine Wolldecke. Um auf solche Ideen zu kommen, gibt es ein einfaches Hilfsmittel: Überlegen Sie sich, was Sie für ein krankes und verängstigtes Kind tun würden, und tun Sie das, was Ihnen dann einfällt, für sich selbst.

Oft helfen auch Unternehmungen, die auf den ersten Blick gar nicht nach Beruhigung aussehen. Sie könnten zum Beispiel Ihre Stereoanlage laut aufdrehen und wild im Zimmer herumtanzen. Oder versuchen Sie es doch einmal mit einem Dauerlauf, oder verprügeln Sie Ihr Kopfkissen, wenn Ihnen danach zumute ist!

Suchen Sie sich irgendetwas aus, wovon Sie meinen, daß es Ihnen im Augenblick gut tun könnte, und haben Sie keine Angst, sich zu viel zu verwöhnen. Sie brauchen sich auch nicht davor zu fürchten, daß beim Einschlagen auf Ihr Kopfkissen plötzlich Ihre gesamte Aggression durchbricht und Sie Ihre Wohnungseinrichtung demolieren.

Es gibt viele Möglichkeiten, sich ein bißchen Erleichterung zu verschaffen, aber die beste und wirksamste ist *reden*! Sprechen Sie über Ihre Angst, sagen Sie, daß Sie einen Angstzustand haben, erzählen Sie einfach, was Ihnen durch den Kopf geht – auch wenn scheinbar nur wirres Zeug dabei herauskommt. Wenn Sie allein sind, rufen Sie jemanden an, dem Sie vertrauen. Nehmen Sie ausnahmsweise mal keine Rücksicht, und überlassen Sie den anderen die Entscheidung, ob sie jetzt zuhören wollen oder nicht. In Ihrem Angstzustand ist niemand wichtiger als Sie selbst!

»Manchmal, wenn ich allein zu Hause einen Angstanfall bekam, habe ich mich auf mein Sofa gekuschelt und mich selbst in die Arme genommen und gestreichelt. Ich habe dann richtig mit

mir gesprochen und ganz lieb gesagt: Hab keine Angst, das geht auch wieder vorbei, wir schaffen das schon ... wenn mich jemand dabei gesehen hätte, hätte er bestimmt geglaubt, ich spinne! Aber mir hat es geholfen, ich habe so Vertrauen zu mir gefaßt.«

Nun kommen Angstanfälle ja nicht nur dann, wenn man gerade zu Hause ist und Freizeit hat. Sie kommen auch beim Einkaufen, im Auto oder am Arbeitsplatz. Man kann ja schlecht im Supermarkt mit Wärmflasche herumlaufen oder im Büro mal eben sein Stofftier knuddeln! Manchmal hat man Glück, und die Angst wird durch die alltäglichen Verrichtungen oder die gewohnte berufliche Tätigkeit abgelenkt, aber wenn das nicht der Fall ist, hilft eigentlich nur Prävention. Das heißt *vorher* (bevor man arbeiten oder einkaufen geht) zu überlegen, was an dieser Situation so schwierig ist und was man tun kann, um dieser Schwierigkeit zu begegnen.

Wenn der Angstanfall in der Öffentlichkeit erst einmal da ist, ist es äußerst schwierig, mit ihm umzugehen. Wer es schafft, die Angst kommen zu lassen, ist oft in der Lage, den Anfall und damit verbunden auch die Situation gut ausgehen zu lassen. Wenn das noch nicht möglich ist, kann man eigentlich nur noch »aushalten«, »durchhalten« oder, im schlimmsten Fall, zusehen, daß man so schnell wie möglich wieder nach Hause kommt oder gebracht wird.

Wer so heftige Angst hat, daß er gar nicht mehr arbeiten kann bzw. überhaupt nichts mehr in der Öffentlichkeit tun kann, sollte nicht versuchen, sich immer wieder brutal zu Unternehmungen zu zwingen, die Panik auslösen. Er oder sie sollte sich lieber darum kümmern, in eine stationäre Therapie aufgenommen zu werden.

Es ist gut, wenn man schrittweise versucht, sich mit angstbesetzten Situationen auseinanderzusetzen, aber es ist nicht gut, sich gewaltsam in Situationen hineinzuprügeln, mit denen man noch nicht umgehen kann. Auf dieses Problem gehe ich noch näher in dem Kapitel über das Üben ein.

»Was mir im Angstanfall hilft, weiß ich bis heute leider noch nicht genau. Auf jeden Fall hilft mir, mit jemandem, der wirklich versteht, zu reden. Über konkrete angstauslösende Umstände und Situationen. Weiter glaube ich, daß ich mich möglichst sicher fühlen möchte, emotional und auch wirtschaftlich. Möglichst keine großen Veränderungen und Ungewißheiten aushalten müssen. Überschaubares Leben, Ruhe, Spaß und Freunde. Von meinem Mann liebevoll in den Arm genommen, festgehalten und gestreichelt zu werden. Manchmal laufe ich auch gegen meine Angst an, im wahrsten Sinne des Wortes, ich gehe dann joggen.«

»Was mir in einem Angstanfall helfen würde, wäre einfach nur Verständnis. Wenn jemand dabei ist. Und nicht dieser zusätzliche Druck, diese Verständnislosigkeit oder auch Hilflosigkeit, die ich so oft erlebt habe.«

»Die eigentliche Hilfe innerhalb eines Angstanfalls ist, die Angst wie einen Wind an mir vorüberwehen zu lassen und eine andere Bewertung der Symptome in meinen Gedanken vorzunehmen. Das gelingt nicht immer, aber wenn es klappt, bin ich um so glücklicher, nur durch meinen Willen die Situation überstanden zu haben.«

»In einem Angstanfall hilft mir nur eines, nämlich der Glaube, daß es harmlos ist, daß ich mit der Zeit wieder aus diesem Zustand herauskommen werde.«

Bei all diesen Versuchen, sich selbst zu helfen, kann es sein, daß Sie auf einmal weinen müssen. Das ist gut so. Schlucken Sie die Tränen nicht hinunter, sondern weinen

Sie so viel, so lange und so laut, wie es ihnen gut tut. Es wird Ihnen helfen.

Wenn Tränen kommen, bedeutet das nicht, daß es Ihnen schlechter geht. Oft wird zu weinenden Menschen liebevoll gesagt: »Weine doch nicht!« oder: »Du brauchst nicht zu weinen!« Das ist zwar gut gemeint, aber der Tröstende unterliegt dem Irrglauben, daß es demjenigen, der nicht weint, besser geht, als dem, der weint. Tatsache ist, daß das Fließen von Tränen der erste Schritt zur Besserung ist. Wer weint, gesteht sich ein, daß er an irgendeinem Punkt gescheitert ist, daß es da nicht mehr weitergeht. Die Tränen sind dabei der Abschiedsschmerz vom bisherigen Weg und machen es möglich, sich später einem neuen Weg zuzuwenden.

Für viele Menschen ist es unglaublich schwer, sich ein Scheitern einzugestehen. Denn das bedeutet zunächst einmal einen Verlust von Sicherheit, von stützenden Illusionen und oft auch eine heftige Erschütterung des Selbstwertgefühls. Es gibt Menschen, die tief in ihrem Inneren schon lange ahnen, daß sie in ihrem Leben oder einem Lebensbereich den falschen Weg gehen. Sie haben aber so viel verzweifelte Kraft in diesen Weg investiert, daß sie auf keinen Fall zugeben wollen, daß es der falsche ist. Sie blockieren jede Einsicht, jede realistische Betrachtung ihres Verhaltens, um sich und anderen ihr Scheitern nicht einzugestehen. Und dieses Blockieren kann der Grund für Angstzustände sein. Die Blockade ist dünn geworden, man schafft es kaum noch, nicht zu merken, daß der eingeschlagene Weg ins Nichts führt, im Kreis herum führt. Und da kommt Angst!

Angst, den ganzen falschen Weg bis zum Ausgangspunkt zurückgehen zu müssen. Angst, daß es keinen anderen, besseren Weg gibt oder daß man ihn nicht findet. Angst vor der Beschämung, weil man so lange und so viel in ein hoffnungsloses Unterfangen investiert hat. Und: Angst vor der Trennung von diesem vertrauten Weg, vor der Trennung von Illusionen, Idealen, Zielen. Manchmal eben auch Angst vor direkter äußerlicher Trennung von Menschen oder Orten. Wer an diesem Punkt angekommen ist und einfach in Tränen ausbricht, trauert, den Kampf aufgibt, dem geht es weitaus besser als vorher. Er hat den Anfang für eine Veränderung geschaffen.

Oft ist ein Angstanfall in dem Moment vorbei, in dem man beginnt zu weinen. Denn Weinen ist ein intensives Gefühl, und hinter jedem Angstanfall verbirgt sich ein Gefühl. Das Weinen ist eine natürliche Art, Spannung abzubauen, es entlastet. Wenn Sie weinen, sind Sie sich selbst und ihren Problemen viel näher. Und das zu erreichen ist ja der Zweck der Angst.

Manche Menschen trauen sich nicht, sich ihren Tränen zu überlassen, unterdrücken das Weinen und verkrampfen dabei ihren Hals und ihren ganzen Körper. Sie haben Angst, daß sie, wenn sie einmal so richtig im Weinen und in ihrer Trauer drin sind, gar nicht wieder herauskommen und nicht mehr aufhören können. Das ist ein Zeichen dafür, wieviel angestauter Schmerz sich in ihnen angesammelt hat. Aber das Unterdrücken der Tränen, die dazu notwendige Verkrampfung macht die Angst nur schlimmer. Ein Mensch, der ganz entspannt ist, kann gar keine Angst empfinden, und die Angst steigert sich mit dem Grad der Verkrampfung. Angst und Entspannung schließen sich gegenseitig aus.

Menschen, die in ihrem Angstsymptom unter Atemnot leiden, sind oft unfähig, zu weinen und haben Erstikkungsgefühle, weil sie bei ihrem (oft unbewußten) Kampf gegen die Tränen den Hals verkrampfen. (Trotzdem, keine Bange: Sie können dadurch nicht ersticken!)

Sich »ausheulen« bedeutet, sich aus Anspannung und

Verkrampfung zu lösen. Wenn Sie spüren, daß Tränen kommen, dann wehren Sie sich nicht dagegen! Weinen ist nie schlecht oder schädlich. Es tut gut, es kann sogar richtig schön sein! Haben Sie keine Angst, daß Sie nicht mehr aufhören können. Auch wenn es sehr lange dauert, kommt irgendwann der Moment, wo es abklingt, in kleinen Schluchzern ausläuft. Dann ist die Entspannung da.

Manchmal müssen wir so heftig weinen, daß wir hinterher ganz erschöpft sind. Es tut dann gut, wenn jemand da ist, der uns ins Bett bringt und einen Tee kocht. Aber auch wenn wir allein sind, können wir weinen. Vielen fällt es auch leichter, erst einmal ganz allein zu weinen, bevor sie anderen so viel von ihren Gefühlen zeigen.

Der Weg aus unserer seelischen Not führt immer über Tränen und Trauer. Je eher wir uns erlauben, diese Gefühle zuzulassen, desto besser.

»Ich mußte das Weinen erst wieder lernen, ich konnte es gar nicht mehr und habe mich so lange und so gewaltsam dagegen gewehrt, daß meine Angst immer furchtbarer wurde. Eines Tages konnte ich mich einfach nicht mehr wehren, ich mußte weinen! Ich habe dann den ganzen Tag und die halbe Nacht geweint und konnte es mit keinem Trick mehr unterdrücken. Es war mir schrecklich peinlich, aber es war auch der erste große Schritt, das Weinen wieder zu erlernen. Heute gehört das Weinen zu meinem Leben wie das Lachen. Ich habe gelernt, auch bei kleinen Gefühlen der Trauer zu weinen und es nicht anzustauen, bis es zur Angst wird.«

IV. Was ich sonst noch für mich tun kann

Hilfen außerhalb der Anfälle

Wenn wir schon mehrere Angstanfälle gehabt haben und merken, daß ein solcher Anfall nichts Einmaliges ist, sondern immer wieder kommen kann, dann wächst in uns die Angst vor der Angst. Wir leben in ständiger Anspannung, sind unruhig, überempfindlich und beobachten fast ununterbrochen unsere körperlichen Reaktionen. Jede kleinste Abweichung vom Normalzustand wird als potentieller Angstanfall gewertet. Wer zum Beispiel in der Angst unter Herzrasen leidet, gerät schon in Panik, wenn das Herz etwa durch Treppensteigen kräftiger schlägt. Menschen, die als Symptom Atemnot haben, werden nervös, wenn sie sich an etwas verschlucken und husten müssen. Ganz natürliche körperliche Vorgänge werden plötzlich zur Bedrohung!

Da nützt es auch nichts, wenn man im Grunde genau weiß, daß das Herz nur durch die Anstrengung schneller schlägt. Die Angst ist da und kann nicht wegargumentiert werden. Auch alltägliche Gefühle kehren sich auf einmal in vermeintliche Gefahren um. Eine leichte Erregung, die daher rührt, daß wir uns auf etwas besonders Schönes freuen, wird als Nervosität und beginnender Angstanfall interpretiert und deshalb nicht mehr als angenehm empfunden.

Wir können unsere eigenen Wahrnehmungen und Reaktionen nicht mehr einordnen, haben das Gefühl, uns nicht mehr auf uns selbst verlassen zu können und sind ständig auf böse Überraschungen gefaßt. Auf die Dauer zehrt diese Verfassung nicht nur an den Nerven, sondern auch an den körperlichen Energien! Wir leben ein Leben in ununterbrochener Anspannung, verkrampfen uns immer mehr, sind nervös, fahrig und schreckhaft.

Dieser Zustand ist ungeheuer erschöpfend, weil er sehr viel Kraft verbraucht und wir kaum noch »nachtanken« können. So erschöpft wir auch sind, finden wir oft nur wenig Schlaf, weil wir die Anspannung mit ins Bett nehmen.

Es ist immer wieder erstaunlich, wie lange ein Mensch einen solchen Zustand aushalten kann! Dauernd denkt man: »Ich kann nicht mehr, bald breche ich zusammen!« Aber man bricht nicht zusammen. Es geht doch immer irgendwie weiter. Wir sind jedoch geschwächt, und diese Schwäche macht uns anfälliger für Angstzustände!

Es ist also wichtig, in all diesem psychischen Chaos Möglichkeiten zu finden, uns wenigstens ein bißchen zu entspannen und Kraft zu schöpfen. Es gibt viele solcher Möglichkeiten. Man muß sie zwar erst erlernen und es mehrmals versuchen, bevor es klappt, aber die Aussichten sind durchaus erfolgversprechend.

»Mit der Zeit habe ich gelernt, mir rechtzeitig Ruhe zu gönnen und nicht erst auszuruhen, wenn mich meine Angstzustände dazu zwingen. Früher habe ich mir erst Ruhe erlaubt, wenn ich am Rande der Erschöpfung war.«

»Ich habe versucht, den vermuteten Auslöser meiner Angst (nämlich meinem Job nicht gewachsen zu sein) und den ewigen Kampf darum auszuschalten. Seither sind die Angstanfälle auch weniger geworden. Jetzt kommen natürlich neue Ängste (Existenzangst, Verlassenheitsgefühl, Wertlosigkeit). Ich versuche

gegen die beängstigenden Gedanken anzugehen, sie durch positive zu ersetzen, die Angst in der Realität zu überprüfen. Ich nehme mir angenehme Dinge vor wie Tennis spielen, Freunde besuchen, lesen.«

»Die beste Methode, und damit auch leider oft die schädlichste, ist die der Verdrängung. Damit meine ich, daß ich mich nur dann richtig frei fühle, wenn ich allein bin. Denn nur dann brauche ich keine Erklärungen für meine Verhaltensweisen abzugeben. Dabei muß man zwischen Alleinsein und Einsamkeit unterscheiden. Ich kann über eine Fahrt mit dem Fahrrad durch die Natur unendlich glücklich sein, wenn niemand dabei ist. Aber setze ich mich abends stumpfsinnig vor den Fernseher, frage ich mich oft, ob ich diese unerträgliche Einsamkeit noch länger aushalte. Überhaupt sind die Angstanfälle abhängig von der Tagesform, in der ich mich befinde. Wache ich morgens schon mit einem Gefühl der Untergangsstimmung auf, kann mich fast nichts vor dieser inneren Unruhe bewahren, die mich dann in Schüben überkommt und eine lähmende Angst hinterläßt. Dann verbringe ich auch schon mal einen Tag im Bett, um nicht in Grübeleien zu verfallen. Beginnt der Tag dagegen ohne quälende Magenschmerzen und gelingt auch sonst alles, bin ich gern mit Menschen zusammen, die mich zum Lachen bringen oder mit denen man sich gut unterhalten kann. Dann erscheint mir alles unheimlich einfach, und ich bin dankbar dafür, zu leben und ausgelassen fröhlich sein zu können.«

»Es ist nicht einfach, im voraus einen Angstanfall zu vermeiden, der letzte schwere Anfall liegt wohl jetzt 1½ Jahre zurück. Ich habe gelernt, zu erkennen, welche Situationen für mich Streß bedeuten. Entweder vermeide ich sie, wenn es möglich ist, oder ich suche mir jemanden, dem ich vertraue und der mich begleitet. Solche Menschen sind allerdings schwer zu finden, und es gibt auch bei mir nur zwei, die mich in dieser Hinsicht verstehen. Da

ich eher ein aktiver Mensch bin und im Normalfall zu viel Energie habe, fällt es mir schwer, mir Ruhe zu gönnen und mich darin zu üben. Dadurch habe ich schon oft den Bogen überspannt, bis es auch noch zum körperlichen Absturz kam. Das passiert mir immer noch manchmal. Aber ich habe auch in den letzten Jahren gelernt, gut allein sein zu können und mich auch mal zu verwöhnen.«

Es gibt eine Reihe ganz einfacher Mittel und Wege, neue Kräfte zu gewinnen und zu entspannen. Unsere Vorfahren wußten sich auch ohne die hochmoderne Medizin und Pharmazie ganz gut zu helfen, und es ist gewiß nicht von Übel, sich an ihre Methoden zu erinnern. Sie sind leicht zu verstehen, einfach anzuwenden und erstaunlich wirksam: Luft, Bewegung, Wärme, Wasser und Heilpflanzen!

Beginnen wir mit Luft und Bewegung. Gerade diejenigen unter uns, die so heftige Ängste haben, daß sie sich kaum noch aus der Wohnung trauen, leiden unter Sauerstoffmangel und zu wenig körperlicher Bewegung. Man sieht womöglich wochenlang nur die eigenen vier Wände und läuft nie mehr als zehn Meter am Stück. Am Abend sind wir zwar psychisch erschöpft, aber unser Körper ist unausgelastet und von daher unruhig. Wir fühlen uns eingesperrt und haben es dringend nötig, mal wieder unter freiem Himmel zu stehen, weit schauen zu können und den Duft von Wiesen und Bäumen zu atmen. Wir brauchen Sonnenlicht und Helligkeit.

Jeder weiß, daß zu wenig Licht Depressionen fördert – und in eine durchschnittliche Wohnung kommt nie so viel natürliche Helligkeit, daß sie auf Dauer ausreicht. Besonders in der Großstadt kann es ungeheuer frustrierend sein, wenn der Blick aus dem Fenster direkt auf die nächste Hauswand prallt.

Es ist also ganz wichtig, ab und zu mal rauszukommen

und Natur zu sehen oder wenigstens einmal am Tag vor die Tür zu gehen. Sprechen Sie deshalb mit jemandem, von dem Sie Verständnis erwarten, über Ihre Ängste und bitten Sie ihn (oder sie) Sie auf einen kleinen Spaziergang oder eine kurze Fahrt ins Grüne zu begleiten. Wenn Sie keinen Park oder Wald in der unmittelbaren Nähe haben, lassen Sie sich im Auto fahren und sprechen Sie vorher ab, daß Sie *jederzeit*, wenn es Ihnen zu mulmig wird, umkehren können. Es kostet Überwindung, aber Sie werden merken, wie gut es tut, einmal wieder draußen zu sein und durchzuatmen. Gehen Sie ein Stück, bewegen Sie sich ein bißchen, auch wenn es nur zehn Minuten sind, die Sie draußen aushalten können. Sie werden sehen, wie schön es ist, in einer anderen Umgebung zu sein, und am Abend werden Sie das Gefühl haben, daß dieser Tag nicht ganz so ereignislos und leer war!

Es wird nicht immer jemand da sein, der Sie begleitet, aber Sie können auch allein einen Anfang machen. Nehmen Sie sich ganz kleine Ausflüge aus der Wohnung vor, auch wenn es Ihnen merkwürdig erscheint, beispielsweise einen Gang zum nächsten Briefkasten als »Ausflug« zu bezeichnen. Fangen Sie damit an, jeden Tag einmal vor die Haustür zu gehen und zu gucken, wie es auf der Straße aussieht.

»Als ich in der Klinik war, gab mir meine Ärztin die Aufgabe, jeden Tag drei Schritte vor die Tür zu gehen und jeden dritten Tag einen Schritt mehr zu machen. Ich fand das sehr komisch – ich hatte zwar Angst, mich allein in der Öffentlichkeit zu bewegen, aber drei Schritte vor die Tür zu gehen war ja wirklich ein Kinderspiel! Ich tat es trotzdem und war froh, wenn mich niemand dabei sah. Nach einer Woche sollte ich dann auch noch zehn Schritte rückwärts gehen. Ich konnte mir nicht vorstellen, wozu das gut sein sollte, fand es aber auch witzig. Der Effekt

war schließlich, daß ich ganz allein kurze Spaziergänge machen konnte, ohne dabei Angst zu haben! Zu Hause würde ich das aber nicht tun. Die Leute würden ja ganz schön blöd gucken, wenn da ein erwachsener Mensch rückwärts durch die Straße geht!«

Gegen Ihren Bewegungsmangel können Sie aber auch zu Hause etwas tun. Radio und Fernsehen bieten oft kurze und regelmäßige Gymnastiksendungen zum Mitmachen an. Das ist leichter und macht mehr Spaß als ein unmotiviertes, selbsterdachtes Herumturnen.

Es kann Ihnen sehr helfen, körperlich fit zu sein. Wer Angstzustände hat, interpretiert leicht jede körperliche Veränderung als beginnenden Anfall und bekommt dann auch prompt einen. Und wer schon beim Treppensteigen außer Atem gerät oder beim Bergaufgehen Herzklopfen bekommt, kann viel schneller in Angst geraten als jemand mit guter Kondition.

Ganz abgesehen von der körperlichen Bewegung fehlt uns Entspannung, Ruhe und das Gefühl des Geborgenseins. Jeder weiß, daß z. B. Wärme die Muskeln lockert und ein kuscheliges Gefühl erzeugt. Warum sollten wir uns das nicht zunutze machen? Eine Wärmeflasche auf dem Bauch wirkt sehr entspannend und beruhigend – besonders, wenn man am Abend ins Bett geht und gut einschlafen möchte. Ein Körper, der angenehm durchgewärmt ist, kann sich leichter lockern und Schlaf finden.

Auch andere Arten von Wärme helfen beim Entspannen. Ein warmes, duftendes Fußbad am Abend macht schön schlaff und schläfrig. Vollbäder sind dagegen nicht in jedem Fall zu empfehlen, weil sie den Kreislauf sehr belasten. Lieber eine ausgiebige Dusche, nach der man auch aufgewärmt, aber nicht so erschöpft ist.

Wer sich vor niedrigem Blutdruck fürchtet oder ihn tatsächlich hat, kann morgens die Beine abwechselnd kalt und warm abduschen. Immer warm anfangen und kalt aufhören. Das macht angenehm wach und frisch und entspannt auch. Eine gezielte Wirkung auf den Blutdruck erzeugt das Wechselduschen allerdings nur, wenn man es regelmäßig jeden Morgen anwendet.

Ganz besonders gute Mittel, um sich zu beruhigen, sind Kräutertees. Sie sind nicht teuer und ganz leicht anzuwenden. Man kann sie als getrocknetes Kraut in Naturkostläden, Reformhäusern, auf Wochenmärkten oder in Apotheken kaufen.

Die Behandlung mit Kräutern hat nichts mit »Glauben« zu tun. Manche Leute meinen immer noch, daß ein Mittel nur dann wirkt, wenn es einen unaussprechlichen lateinischen Namen hat, in Pillen- oder Tropfenform verabreicht wird und in der Apotheke zu Höchstpreisen zu kaufen ist. Viele der gängigen Medikamente wirken aber auch auf keiner anderen Basis als der von Heilkräutern. Es ist wissenschaftlich nachgewiesen, daß viele Pflanzen eine wohltuende, heilende Wirkung und so gut wie keine Nebenwirkungen haben.

Zum Entspannen sind vor allem Melisse, Baldrian, Johanniskraut und Hopfen sehr hilfreich. Sie beruhigen die Nerven, ohne die geistige oder körperliche Leistungsfähigkeit einzuschränken. Melisse ist frisch gepflückt und mit heißem Wasser übergossen ganz besonders wirksam. Sie läßt sich leicht auf der Fensterbank oder auf dem Balkon ziehen. Aber sie tut auch in gtrockneter Form als gekaufter Tee gut. Baldrian riecht ein bißchen merkwürdig, beruhigt aber schön. Bei ganz wenigen Menschen hat er eine Umkehrwirkung. Wenn Sie also nach einer Tasse Baldriantee noch schlechter einschlafen als gewöhnlich, dann nehmen Sie lieber ein anderes Kraut. Hopfen eignet sich besonders gut zur Linderung von Schlafstörungen.

Ein ganz ausgezeichnetes Mittel ist das Johanniskraut! Besonders während der Winterzeit, wenn uns die Dunkelheit noch zusätzlich aufs Gemüt drückt, kann es Wunder wirken. Es hat die Nebenwirkung, daß es etwas lichtempfindlicher macht – daran kann man schon sehen, warum es so gut tut. Es beruhigt das Nervensystem und löst im Körper chemische Prozesse aus, die den gleichen Effekt zeigen wie die Einwirkung von Sonnenlicht. Johanniskraut »erhellt« das Gemüt, wenn wir zu viel im Dunkeln sind. Allerdings zeigt es seine volle Wirkung erst nach zwei bis vier Wochen regelmäßiger (= täglicher) Anwendung.

Wählen sie den Tee, der Ihnen am besten schmeckt und trinken Sie jeden Tag 1–2 Tassen davon (Hopfen eine halbe Stunde vor dem Schlafengehen).

Die Zubereitung ist ganz einfach: Zwei Teelöffel des getrockneten Krautes mit einer Tasse kochendem Wasser übergießen, zehn Minuten ziehen lassen, absieben und den Tee trinken, solange er noch warm ist. Sie können auch zwei oder mehr von diesen Kräutern zu gleichen Teilen mischen. Falsch machen können Sie nichts.

Ganz wichtig bei allen Versuchen, sich Entspannung zu verschaffen ist jedoch, sich diese Entspannung auch zuzugestehen! Menschen mit massiven Angstzuständen sind krank! Sie spinnen nicht, sie stellen sich nicht an, sie sind auch nicht verweichlicht, sondern wirklich und wahrhaftig krank! Das muß man sich erst einmal klar machen. Unsere Vorstellung vom »Kranksein« hat irgendwie immer mit Im-Bett-Liegen, Fieber-Haben oder dicken Mullverbänden zu tun. Da kommt man nicht so schnell auf die Idee, krank zu sein, wenn man noch herumläuft und dabei ganz normal aussieht. Sie sind aber trotzdem krank, und ein Kranker braucht Schonung, weil er Kräfte sparen muß.

Es ist allerdings gar nicht so leicht, herauszufinden, welche Art von Schonung wir brauchen. Es wäre gewiß ganz falsch, sich den ganzen Tag ins Bett zu legen. Die einleuchtendste Formel für Schonung ist: »Alles, was mir gut tut!« Es ist eine sehr nützliche Übung für uns, herauszufinden, was uns gut tut. Meistens wissen wir nämlich nur, was uns *nicht* gut tut!

Streß und Hektik sind schon einmal Dinge, die uns nicht gut tun. Also schalten Sie mal einen Gang herunter, lassen Sie alles ein bißchen langsamer angehen, und seien Sie dabei so stur wie möglich. Denken Sie sich immer: »Wenn ich eine Grippe hätte, könnte ich das auch nicht!«

Versuchen Sie, Ihr Pflichtbewußtsein und Ihren Leistungsanspruch an sich selbst abzuschwächen. Die Welt wird nicht untergehen, wenn die Wäsche bis morgen liegen bleibt oder Ihr Chef einmal ohne Sie auskommen muß.

Das heißt nicht, daß Sie in Untätigkeit verfallen sollen (das wäre völlig verkehrt!), aber es heißt, daß Sie Ihre Zeit mehr für *sich* verwenden sollten. Wenn Sie schon niemand anderen bitten können, Sie zu verwöhnen, dann tun Sie es doch wenigstens selbst!

Seien Sie nett zu sich, – so blöd es sich zunächst auch anhört. Es gibt hundert Ideen und Möglichkeiten. Gestalten Sie sich Ihre Umgebung, Ihre Wohnung so, daß Sie sich darin wohlfühlen. Stellen Sie sich einen Blumenstrauß ins Zimmer, decken Sie auch für sich allein den Tisch mit schönem Geschirr, oder beziehen Sie Ihr Bett mit Ihrem Lieblingsbezug.

Es wird auch Zeit, daß Sie jetzt mal ein paar Mark für sich springen lassen. Kaufen Sie sich das Buch, das Sie schon lange lesen wollten, gehen Sie im teuren Tante-Emma-Laden einkaufen, wenn Sie sich nicht in den Supermarkt trauen, gönnen Sie sich den schönen Pulli, der eigentlich zu teuer ist – machen Sie sich selbst ein paar Geschenke. Freude ist das Beste, was Ihnen passieren kann! Nehmen Sie sich Zeit für eine ausgiebige Dusche mit luxuriöser Seife, angewärmten Handtüchern und anschließendem Eincremen.

Schlafen Sie sich auch einmal richtig aus, wenn Sie können. Es ist sehr wichtig, daß Sie jetzt viel Schlaf bekommen. Gerade, wenn Sie am Abend lange wachliegen, sollten Sie den versäumten Schlaf am Morgen nachholen. Falls das nicht geht, weil Sie beispielsweise Kinder zu versorgen haben, dann versuchen Sie wenigstens, sich am Mittag eine Stunde hinzulegen. Es wird Ihnen (und auch Ihrer Familie) gar nichts nützen, wenn Sie sich gewaltsam auf den Beinen halten, bis Sie eines Tages zusammenklappen! Bedenken Sie immer, daß Sie mit Ihren Angstzuständen viel weniger Energie zur Verfügung haben als andere.

Bei dem Versuch, sich zu schonen, sind Ihrer Phantasie keine Grenzen gesetzt. Zuerst ist es schwer, weil Ideen fehlen und man gar nicht wagt, sich so viel Gutes anzutun. Manchmal kommt man sich auch ein bißchen lächerlich vor, aber das vergeht, denn es ist ganz und gar nicht lächerlich, für sich zu sorgen.

Vielen geht es anfangs so, daß sie zwar wissen: »Ich tue mir etwas Gutes«, es aber gar nicht so empfinden, es nicht genießen können. Sie fühlen es nicht und sind enttäuscht, oder halten diese ganzen Versuche für unsinnigen Schnickschnack. Wir haben uns so daran gewöhnt, daß Freude und Wohlbefinden von anderen geschenkt werden muß, daß wir ganz neu lernen müssen, uns selbst Freude zu machen. Manchmal tut es richtig weh, wenn wir spüren, daß wir unfähig sind, uns selbst zu verwöhnen, daß wir den Bezug zu uns selbst so sehr verloren haben, daß wir keine Bedürfnisse mehr an die eigene Person richten, sondern immer nur auf einen anderen Menschen warten, der uns Gutes tut. Diese Erkenntnis ist ja auch wirklich sehr traurig. Wir müssen damit beginnen, uns wieder unseren eigenen Gefühlen und unseren eigenen Wünschen anzunähern.

In Gesprächen unter Betroffenen haben wir immer wieder festgestellt, daß wir manche Gefühle gar nicht mehr als solche in uns wahrnehmen können und statt dessen Angst bekommen. Unser Gefühlsleben ist nur noch aufgeteilt in »Angst haben« und »keine Angst haben«. Alles andere verschwindet, wird undeutlich und verschwommen. Bei manchen ist es so schlimm, daß sie gar nicht mehr merken, wann sie sich freuen, wann sie sich ärgern, wütend sind oder traurig werden. Sie sind wunschlos unglücklich!

Die einfache, alltägliche Frage: »Wie fühlst du dich jetzt?« löst Verwirrung aus. Da kommen dann Antworten, die überhaupt nichts mit »Fühlen« zu tun haben.

Wer nicht fühlen kann, kann sich nichts wünschen, und wer nichts wünschen kann, kann sich keine Freude machen, sich nicht helfen.

Menschen mit Angstzuständen haben, zumindest teilweise, die Fähigkeit verloren, zu fühlen. Das einzige Gefühl, das noch klar und deutlich empfunden wird, ist die Angst. Die Frage, warum das so ist, kann ich hier nicht beantworten. Das herauszufinden, muß jedem selbst überlassen und womöglich in einer Therapie erarbeitet werden. Ich kann aber versuchen, zu veranschaulichen, wie man sich einen solchen Zustand vorstellen kann.

Diese Gefühle, die nicht mehr wahrgenommen werden, sind nicht einfach weg oder verschwunden. Sie sind noch da, aber sie sind zugedeckt und mit einem Tabu belegt. Irgendwann in unserem Leben haben wir uns – mehr oder weniger bewußt – entschlossen, ein bestimmtes Gefühl nicht mehr haben zu wollen. Sei es, daß wir glaubten, kein

Recht auf dieses Gefühl zu haben, oder daß es einfach zu stark und bedrohlich war, um es zuzulassen. Wir haben es abgewürgt, in die unterste Schublade verbannt und zugesperrt.

Nun ist es aber mit den Gefühlen so eine Sache: Man kann nicht die guten (= erwünschten) von den schlechten (= unerwünschten) trennen – die einen ablehnen und die anderen behalten. Gefühle bedingen sich gegenseitig: ohne Trauer keine Freude, ohne Wut keine Lust, ohne Furcht kein Mut usw. Wir haben nur die Wahl zwischen ganz oder gar nicht. Und wer sich für gar nicht entscheidet, bekommt Angst! Hier haben wir wieder den Krankheitsgewinn: Ich habe zwar Angst, dafür muß ich aber keine Trauer, keine Wut, keinen Ärger ertragen!

Wer massive Angstzustände hat, fühlt nicht mehr bewußt. Deshalb können wir auch während eines Angstanfalls nicht so ohne weiteres sagen, warum oder wovor wir Angst haben. Sobald wir aber wissen, wie wir fühlen und was wir fühlen, haben wir die Angst nicht mehr nötig.

Um uns selbst helfen zu können, müssen wir deshalb anfangen, uns unseren Gefühlen wieder anzunähern, und zwar Stückchen für Stückchen in ganz kleinen Schritten. Das können wir nicht »schnell« oder »in einem Aufwasch« machen. Empfindungen, die viele Jahre versteckt wurden, können nicht in ein paar Wochen hervorgeholt und verarbeitet werden.

In gewisser Hinsicht sind wir uns selbst unbekannt geworden, und wir können ja auch einen anderen Menschen nicht in kürzester Zeit kennenlernen. Die große Frage ist jetzt natürlich: »Wie soll ich das machen?«

Fangen Sie damit an, erst einmal ganz »kleine« und »ungefährliche« Gefühle wahrzunehmen. Ein gutes und einfaches Hilfsmittel dazu ist, sich am Abend eines jeden Tages hinzusetzen und in Stichworten drei schöne und drei unangenehme Begebenheiten des Tages aufzuschreiben. Wenn Sie bescheiden sind, wird Ihnen das gelingen. Suchen Sie nach kleinen Freuden und kleinen Unannehmlichkeiten (wenn Sie keine größeren finden). Vielleicht haben Sie einen schönen Film gesehen, vielleicht hat das Essen besonders gut geschmeckt, womöglich waren Sie enttäuscht, daß keine Post im Kasten war oder haben einen Schrecken bekommen, weil Sie sich in den Finger geschnitten haben. Das ist alles nicht unwichtig, denn etwas gut finden oder schlecht finden bedeutet, etwas zu fühlen. Oft meint man, der ganze Tag sei durchweg unangenehm gewesen, und dann findet man doch noch etwas Erfreuliches.

Diese zehn Minuten am Abend können der erste Zugang zu Empfindungen sein, die man lange nicht mehr wahrgenommen hat. Mit der Zeit bekommt man dann auch ein Gespür dafür, was man als anstrengend und was als wohltuend empfindet. Das ist wichtig, denn es gibt uns die Möglichkeit, mit unseren Kräften haushalten zu können. Wir lernen einzuschätzen, wieviel wir uns an schwierigen Dingen zumuten können, ohne in Erschöpfung zu geraten, und was wir tun können, um Anstrengung wieder auszugleichen. Wir werden ganz langsam mit unseren Grenzen vertraut und fangen an, früh genug eine Grenze zu erkennen – und nicht erst, wenn wir sie überschritten haben und Angst bekommen.

Zunächst werden Sie jedoch weiterhin in Angstzustände geraten. Aber auch das bietet Ihnen Chancen, an Ihre Gefühle heranzukommen. Jeder Angstanfall ist ein Rätsel, das eine Lösung hat. Die Frage lautet immer: »Warum habe ich gerade jetzt, in dieser Situation einen Angstanfall bekommen?« Denn Angst kommt nie wahllos und zufällig in irgendeinem Moment. Es gibt immer einen vordergründigen und einen hintergründigen Auslöser. Wichtiger ist natürlich der hintergründige. Ich will dazu ein Beispiel erzählen:

In meiner stationären Therapie war es so, daß die Patienten am Wochenende wahlweise in der Klinik bleiben oder nach Hause gehen konnten. Nach einigen Wochen Therapie machte ich meine ersten Versuche, am Samstag allein zu Hause zu bleiben und auch dort zu schlafen. Nach ein paar Anläufen ging das auch schon ganz gut.

An einem Samstag begleiteten mich zwei Mitpatienten, die mir schon zu Freunden geworden waren, nach Hause, um noch mit mir Kaffee zu trinken und mir so den Einstieg ins Wochenende zu erleichtern. Sie selbst wollten den Samstagabend in der Klinik verbringen.

Als die beiden sich dann am späten Nachmittag verabschiedeten und zur Klinik zurückgingen, wurde mir schon ganz unbehaglich, als ich die Tür hinter ihnen schloß.

Innerhalb einer Stunde wuchs sich dieses Unbehagen in einen üblen Angstzustand aus, der so schlimm wurde, daß ich es in meiner Wohnung nicht mehr aushielt. Ich rief in der Klinik an und ließ mich von einem der beiden abholen. Sobald ich dort war, fühlte ich mich wieder wohl.

Meine vordergründige Erklärung für diesen Angstanfall war: Ich kann es eben immer noch nicht aushalten, allein zu sein! Erst bei einem Gespräch mit meiner Therapeutin fand ich heraus, was die hintergründige Erklärung war: Mir war überhaupt nicht bewußt, daß ich total eifersüchtig war, weil meine beiden Freunde gemeinsam einen gemütlichen Samstagabend in der Klinik verbringen konnten, während ich einsam zu Hause saß. Ich fürchtete, etwas zu verpassen, hatte Angst, von einem schönen, geselligen Abend ausgeschlossen zu sein.

An diesem Punkt erst konnte ich anfangen, dafür zu sorgen, daß ich aus diesem – oder einem ähnlichen – Grund nicht noch einmal einen Angstanfall bekomme. Ich konnte also in Zukunft entweder meinem Bedürfnis nachgeben, mit Freunden zusammenzusein, oder mit ihnen darüber sprechen, daß ich fürchtete, ausgeschlossen zu werden. So konnte ich ein Vertrauen aufbauen, das mir erlaubt, ohne Verlustängste ein Wochenende für mich allein zu verbringen.

Es ist also wichtig und hilfreich, den eigentlichen Grund für einen Angstanfall herauszufinden. Man muß es immer wieder versuchen, bis man Übung darin hat, ehrlich zu sich zu sein und an Ursachen heranzukommen.

Die einfachste Methode ist, jedesmal aufzuschreiben, in welcher Situation die Angst gekommen ist. Was habe ich getan, als die Angst anfing? Was habe ich gerade gedacht, gesehen oder gehört? Schreiben Sie es auf, auch wenn Sie erst einmal keinen erklärenden Sinn darin finden können. Irgendwann werden Sie Ähnlichkeiten feststellen und denken, Moment mal, das war doch schon einmal so!

Setzen Sie sich aber nicht unter Erfolgsdruck! Versuchen Sie nicht, zwanghaft Lösungen zu finden. So schnell geht es nicht! Begnügen Sie sich erst einmal damit, festzuhalten, wie die Rahmenbedingungen für einen Angstanfall waren, und merken Sie sich eventuelle Vermutungen, warum der Anfall gekommen sein könnte.

Wenn eine Vermutung immer wiederkehrt, wird sie sich verfestigen, und Sie können etwas damit anfangen. Wenn Sie sich aber direkt beim ersten Mal auf eine Idee versteifen, laufen Sie Gefahr, Ihre Angst mit Scheuklappen zu betrachten. Sie können ruhig über Wochen ungereimtes Zeug sammeln – eines Tages wird sich daraus eine Ordnung ergeben, nur Geduld!

Und noch ein Tip: Wenn Sie überlegen, warum Sie einen Angstanfall haben, ist meistens der allererste Gedanke, der dazu auftaucht, der Ursache am nächsten – auch wenn er unwichtig oder abstrus erscheint.

Es ist sehr wichtig, daß Sie bei allen Versuchen, einen Zugang zu Ihren Gefühlen zu finden, nachsichtig mit sich sind. Angstmenschen haben eine ungeheure Begabung dafür, sich selbst unter Druck zu setzen und zu bestrafen. Kaum, daß ihnen zwei, drei Versuche in eine bestimmte Richtung mißlungen sind, halten sie sich für unfähig, sind ärgerlich auf sich selbst und schmeißen alles hin. »Ach, ich kann das nicht!«

Kein durchschlagender Erfolg, und schon, zack: *Strafe!* »Ich bin eine Niete, bei mir klappt gar nichts, keiner hat mich lieb, ich am wenigsten!« Bumm, Tür zu, das war's!

Wir spielen dieses Spielchen gern und mit wachsendem Erfolg. Wir jagen uns so immer wieder einen Schrecken ein und machen uns Angst, indem wir uns selbst als unfähig bezeichnen. Das führt natürlich zu nichts.

Machen Sie es sich zur Aufgabe, sich Mißerfolge zuzugestehen. Sie sollen nicht *können*, sondern Sie sollen, wie jeder normale Mensch, *lernen*. Und lernen kann man nur, indem man Fehler macht, erkennt, warum man einen Fehler macht und es beim nächsten Mal versucht, anders zu machen. Ohne Fehler kann kein Mensch etwas lernen! Fehler sind gut, sie bringen einen weiter, sie gehören einfach dazu. Sie *sollen* Fehler machen, damit Sie erkennen können, was kein Fehler ist. Erst mit Ihren Fehlern sind Sie ein ganzer, vollständiger Mensch. Schwächen machen liebenswert!

Nun haben Sie eine ganze Menge Anregungen bekommen. Aber stürzen Sie sich jetzt bitte nicht in ein »24-Stunden-Selbsthilfe-Training«, und versuchen Sie nicht, alle beschriebenen Vorschläge auf einmal durchzuführen! Das führt dann nämlich zum genauen Gegenteil dessen, was es bezwecken soll: Leistungsdruck und Streß. Machen Sie langsam, und geben Sie sich Zeit zum vorsichtigen Ausprobieren.

Sie können sich nicht andauernd damit beschäftigen, Ihre Probleme zu lösen! Wer den ganzen Tag grübelt, weil er unbedingt zu Einsichten gelangen will, wird sich irgendwann im Kreise drehen. Bei allen Bemühungen, sich zu helfen, brauchen Sie auch die Beschäftigung mit Dingen und Themen, die nichts mit Krankheit und Angst zu tun haben. Ablenkung ist nämlich auch ein ganz hervorragendes Mittel zur Entspannung. Wie wär's mit einem neuen Hobby, oder mit einem alten, für das Sie schon lange keine Zeit mehr gefunden haben?

Und noch etwas muß unbedingt zu dem Thema Selbsthilfe gesagt werden: Wenn Sie sehr starke Panikanfälle haben, die Sie unmittelbar am normalen Alltagsleben hindern, ersetzt die Befolgung aller oben beschriebenen Ratschläge keinesfalls eine Therapie. Sie können sich damit zwar Erleichterung verschaffen, aber es ist unwahrscheinlich, daß durch pure Eigenarbeit, ohne therapeutische Unterstützung eine »Heilung« erfolgt. Machen Sie sich nichts vor, und warten Sie nicht zu lange, bis Sie sich konkret mit der Möglichkeit einer Therapie auseinandersetzen.

Für Betroffene, die sich allein in der Öffentlichkeit bewegen können, gibt es noch einige andere Möglichkeiten, sich Erleichterung zu verschaffen:

Psychische Probleme gehen in der Regel mit Muskelverspannung und einem gestörten Bezug zum eigenen Körper einher. Das kann zu allgemeinem Unbehagen oder gar zu Muskel-, Gelenk- und Kopfschmerzen führen. Fragen Sie doch Ihren Arzt, ob er Ihnen nicht Massagen zur Lockerung und Entspannung verschreiben kann. Es tut gut, sich ab und zu so richtig durchmassieren zu lassen. Es verschafft ein angenehmes Körpergefühl.

Empfehlenswert ist auch das Autogene Training. Manche Ärzte und viele Sportvereine bieten es als Kurs an. Man lernt dort, wie man sich jederzeit und in allen möglichen Situationen selbst entspannen und so Energie schöpfen kann. Gerade für Menschen mit Angstzuständen kann Autogenes Training eine große Hilfe sein, da Angst ja im entspannten Zustand nicht möglich ist. Es dauert allerdings eine Weile, bis man diese Methode erlernt hat – nicht umsonst heißt es ja »Training«.

Im Handel werden auch Kassetten angeboten, mit denen man für sich allein diese Methode erlernen kann, aber ich halte das nicht für ratsam. Erstens deshalb, weil es »Angstmenschen« sowieso ganz gut tut, sich in Gesellschaft zu begeben und zweitens, weil beim Erlernen des Autogenen Trainings auch Schwierigkeiten auftauchen können, über die man mit dem Trainer sprechen sollte.

Wenn aber nur eine Kassette läuft, wird man nicht korrigiert und kann sich mit unangenehmen Empfindungen an niemanden wenden.

Viele Sportvereine bieten gezielte Entspannungsgymnastik an. Darunter befinden sich auch Angebote aus der fernöstlichen Medizin, wie beispielsweise die Chinesische Bewegungskunst TaiJi. Das TaiJi ist eine wunderbare Methode, ein gutes Gefühl für den eigenen Körper zu erlangen und sich in (buchstäblicher) Ausgeglichenheit und Gelassenheit zu üben. Es ist nicht anstrengend und mit guter Anleitung auch leicht zu erlernen. Ganz ähnlich verhält es sich mit der indischen Kunst des Yoga. Es gibt auch in Volkshochschulen, Fraueninitiativen, Gesundheitszentren oder ähnlichen Institutionen ganz spezialisierte Kursangebote zur körperlichen Selbsterfahrung.

Allerdings ist bei der Auswahl solcher Kurse Vorsicht geboten! Die Palette an Angeboten ist groß und wächst mit der modernen Psycho- und Esoterikwelle immer mehr an. Verhalten Sie sich bitte äußerst vorsichtig mit Zeitungsannoncen, die z. B. »Selbstfindungswochenenden« oder »Den Weg zur eigenen Seele in fünf Tagen« offerieren. Es gibt Gruppen, Sekten, selbsternannte »Meister« und skrupellose Geschäftsleute, die eine Art »psychischer Selbsterfahrung« durchführen, bei der sich einem erfahrenen Menschen die Haare sträuben. Manchmal sind solche Kurse sogar gefährlich, weil die Teilnehmer in psychische Extremsituationen gebracht werden, die zu Angstzuständen und Schlimmerem führen können.

Natürlich sind auch viele Privatangebote seriös, und es tut mir deshalb leid, daß ich hier so etwas wie Antipropaganda machen muß. Aber für Menschen mit Angstsymptomen kann es wirklich schädlich sein, vertrauensvoll in falsche Hände zu geraten. Mein Rat ist: Kurse nur dann belegen, wenn sie von öffentlichen, eingetragenen Vereinen oder ähnlichen seriösen Institutionen (VHS, Pro Familia, Arbeiterwohlfahrt etc.) angeboten werden. Auf keinen Fall sollte man sich in körperliche oder psychische Behandlung begeben, wenn der Behandelnde keine qualifizierte Ausbildung nachweisen kann. Im Zweifelsfall hilft der Verbraucherschutz oder der Arzt weiter.

Schließlich und endlich gehört zu den Hilfen außerhalb der Angstanfälle auch die Vorbereitung auf den eventuellen »Ernstfall«. Wie gesagt können Angstzustände nicht vermieden werden – man muß mit ihnen rechnen.

Mit dem dauernden Gedanken »hoffentlich kriege ich keinen Angstanfall« zu leben, ist anstrengend und nutzlos, ja, es kann sogar Anfälle forcieren. Dagegen ist es ein eher beruhigendes Gefühl, auf einen Anfall vorbereitet zu sein. Solange man keine Angst hat, ist man in der Lage, sich in Ruhe darüber Gedanken zu machen, was man tun kann, um sich einen eventuellen Panikzustand zu erleichtern. Denn wenn ein Anfall erst einmal da ist, kann man kaum noch einen klaren Gedanken fassen.

Eine sehr gute Hilfe ist ein Zettel am Telefon, auf dem die Rufnummern von Leuten stehen, die helfen können.

Man kann vorher mit guten Freunden absprechen, ob man sie auch nachts anrufen darf. Eventuell gehören auf diesen Zettel auch die Nummern vom Therapeuten oder dem Hausarzt. Die des Arztes hat dabei meist nur eine symbolische Funktion, weil wir ja meistens nur *meinen*, einen Arzt zu benötigen, und im Endeffekt doch ohne auskommen. Es ist aber ein sicheres Gefühl, die Telefonnummer direkt griffbereit zu haben. Sie können sich für den nächsten Angstanfall auch eine ganz konkrete Verhaltensweise vornehmen – den Anfall sozusagen als Übungsfeld betrachten.

Sie können sich vornehmen, beim nächsten Angstzustand den Sie zu Hause erleben, Ihre Empfindungen so genau wie möglich aufzuschreiben oder zu versuchen, die Angst einfach kommen zu lassen, ohne sich dagegen zu wehren.

Solcherlei Pläne können die Angst vor der Angst abschwächen. Man fühlt sich dann nicht so ausgeliefert und hilflos. Der Angstanfall ist dann nicht mehr so sehr »etwas, was über mich hereinbricht«, sondern eher »etwas, womit ich rechne«.

Der beste Umgang mit dem eventuellen Notfall ist: Auf das Schlimmste vorbereitet sein und dann nicht mehr daran denken. Diesen Rat zu befolgen ist allerdings schon die höhere Kunst im Umgang mit der Angst!

V. »Lieber hätte ich ein Gipsbein!«

Das Problem mit der Unsichtbarkeit des Leidens an der Angst

Jeder hat es schon einmal miterlebt: Da steht im Supermarkt, in der Schlange ein Mensch mit einem dicken Gipsbein, und manche Leute lassen ihn voller Anteilnahme vor, damit er nicht so lange auf einem Bein stehen muß. Ganz ähnlich ist es, wenn offensichtlich Behinderten oder Kranken im vollen Bus ein Sitzplatz angeboten wird.

Ein Grund zur Freude, daß in unserer immer rücksichtsloseren Gesellschaft überhaupt noch solche freundlichen Gesten gemacht werden. Jedoch, uns Angstmenschen bricht dabei der blanke Neid aus! Dieser Neid kann sogar in ganz ungerechten Haß gegenüber diesem blöden Typ mit seinem lächerlichen Gipsbein ausarten – denn wir fühlen uns ungleich hilfebedürftiger als er! Das ist die Tragik der Angstneurose: Man kann sie nicht *sehen*!

Wenn wir verzweifelt, schwitzend, nervös und panisch in der Schlange vor der Kasse stehen und mit wild kreisenden Gedanken ständig umentscheiden, ob wir es nun durchhalten oder einfach aus dem Laden rauslaufen, sind wir zwar in einem entsetzlichen Leiden begriffen, aber niemand von den vielen Menschen um uns herum weiß es, sieht es oder hilft uns. Nichts isoliert einen Menschen mehr, als ein Leiden, von dem niemand weiß.

Unsere Umwelt betrachtet uns als ganz »normale«, leistungsfähige und gesunde Persönlichkeiten und richtet auch dementsprechende Erwartungen an uns. Ein Phänomen, das diese Situation noch schwieriger macht: Die meisten von Angstzuständen Betroffenen wirken nach außen hin ganz und gar nicht ängstlich oder unsicher!

Fast immer sind es Menschen, von denen selbst die engsten Freunde und Verwandten glauben, daß sie sehr selbstbewußt sind, sich gut durchsetzen können und mit beiden Beinen fest im Leben stehen. Sie haben Erfolg im Beruf oder im Studium, sind intelligent, sympathisch und voller Ideen. Bevor sie die ersten Angstanfälle bekommen, wissen sie oft selbst nicht, daß sie vor irgendetwas Angst haben und sind davon überzeugt, daß ihr äußeres Bild von Selbstsicherheit auch ihrem inneren Gefühl entspricht.

»Als ich bei meinem zehnjährigen Klassentreffen meiner ehemaligen Lehrerin erzählte, daß ich in den letzten zwei Jahren eine schwere Angstneurose hatte, klopfte sie mir lächelnd auf die Schulter und sagte: ›Ach, so wie ich dich kenne, warst du doch immer sehr robust und wirst mit solchen Schwierigkeiten gut fertig!‹ ›Eben nicht!‹, versuchte ich zu erklären. Da guckte meine Lehrerin mich ganz entgeistert an. Mir wurde bewußt, daß ich schon als Kind diese Fassade der Stärke und Selbständigkeit vor mir hergetragen haben muß. Dieser Gedanke tat weh, und ich sagte nichts mehr dazu.«

Wir haben uns über viele Jahre hinweg eine Rüstung zugelegt, die uns vor Angriffen auf unsere Persönlichkeit schützt. Mit unglaublicher Schärfe des Verstandes haben wir herausgefunden, welche Eigenschaften wir an den Tag legen müssen, um uns Anerkennung, Bewunderung und Respekt zu verschaffen. Viel Energie und schauspielerisches Talent waren nötig, um endlich zur Perfektion, zur Unverletzlichkeit zu gelangen. Eine großartige Leistung!

Der Fehler daran ist nur, daß diese Perfektion uns nun Angst beschert. Angst, Verzweiflung, Einsamkeit und die

Frage: »Wieso ich? Ich habe doch alles gegeben, um es richtig zu machen!«

Ja, wir haben es »richtig« gemacht; richtig für andere, nicht für uns selbst. Aber denken Sie jetzt nicht, daß Sie Ihr Leben lang den falschen Weg gegangen sind. Werfen Sie sich nicht vor, ein Idiot gewesen zu sein, denn das ist nicht wahr.

Es gab einfach Zeiten in unserem Leben, in denen es sehr wichtig und hilfreich war, einen Panzer um uns aufzurichten – einen Panzer aus Erfolg und Unverletzbarkeit. Aber nun ist eine Zeit gekommen, in der uns dieser Panzer behindert und von anderen Menschen, die wir doch so nötig brauchen, abkapselt. Bildlich gesprochen, wird es uns jetzt zu eng und zu dunkel in diesem Panzer, und wir bekommen Angst. Dieses Angstsymptom paßt gut zu unserer Situation. Das kann man zum Beispiel an der Geschichte mit dem Supermarkt und der Schlange an der Kasse erkennen: Wir leiden Höllenqualen, aber unser Panzer funktioniert so vortrefflich, daß alle anderen Leute glauben, wir gingen fröhlich und unbeschwert einkaufen!

Wir zeigen weder Schwäche, noch Hilfsbedürftigkeit, obwohl wir schwächer und hilfebedürftiger sind denn je. Ja warum zum Teufel lassen wir denn nicht erkennen, daß es uns schlecht geht? Warum sagen wir es nicht? Warum bitten wir niemanden, uns zu helfen?

Das ist eine Sache, bei der der logische Verstand nicht mehr mitmacht. Würde *uns* jemand um Hilfe bitten, würden wir nichts dabei finden, diese Person ernst nehmen und ihr wahrscheinlich gern behilflich sein. Aber sobald es uns selbst betrifft, versagen wir. Für uns gilt nicht, was für andere gilt. Die anderen dürfen schwach sein, ich selbst darf es nicht. Ich darf es nur bei »höherer Gewalt« – sprich: Gipsbein, Rollstuhl, Lungenentzündung oder ähnlichem.

Wir sind in einer Sackgasse! Scheinbar gibt es kein Vor und kein Zurück mehr. Panik! Wir versuchen wie verrückt, unser äußeres Bild von einer starken Persönlichkeit aufrecht zu erhalten, und unsere Angstzustände versuchen, dieses Bild aufzubrechen.

Die erste Taktik in diesem Kampf ist, unsere Symptome zu verheimlichen. Das können wir gut, schließlich haben wir eine jahrelange Übung darin, Gefühle nicht zu zeigen. Es ist zwar eine furchtbare Quälerei, einen Panikanfall nach außen hin zu verbergen, aber das Bild, das andere von uns haben, ist uns wichtiger als unser innerer Zustand.

»Ich habe hauptsächlich im Büro meine Angstsymptome verheimlicht. Undurchsichtige Fassade angelegt, darüber weggegangen. Ich wollte mein Gesicht gegenüber den Angestellten und Kollegen nicht verlieren. Habe mit größter innerer Anspannung versucht, mich zusammenzureißen und ›Haltung‹ zu bewahren.«

»Immer wieder habe ich mir vorgenommen, in einem überfüllten Bus jemanden anzusprechen und zu sagen: ›Darf ich mich vielleicht auf Ihren Platz setzen? Mir wird immer schwindlig, wenn ich im Stehen fahre.‹ Aber wenn ich dann da zwischen den vielen Menschen stehe, steige ich lieber aus und warte auf den nächsten Bus. Ich denke jedesmal. ›Das glaubt mir doch sowieso keiner. Ich sehe so jung und gesund aus. Die denken, daß ich Sie anlüge, um einen Platz zu ergattern!‹ Ich habe Angst, daß ich auf meine Bitte hin auch noch in eine Auseinandersetzung verwickelt werde. Und das dann mitten im Angstanfall!«

Wir haben viele Gründe dafür, unsere Angst vor anderen zu verbergen. Eine große Rolle spielt dabei, daß wir nicht wissen, was passieren wird, wenn wir der Angst ein Ventil geben. Wir spüren, daß etwas in uns aufgestaut ist und zwar so sehr, als wären wir ein Luftballon kurz vor dem Platzen. Was geschieht, wenn er platzt?

Diese geballte Energie in uns erscheint so mächtig und gewaltsam, als könnte sie – einmal losgelassen – wie eine Sturmflut über uns hereinbrechen und uns mitreißen ins Nichts, in den Tod, ins Irrenhaus! Verzweifelt verstärken wir die Schutzwälle und wenden eine ungeheure Kraft dafür auf, diese drängende, pulsierende Energie in uns in Schach zu halten und fragen uns, wie lange wir noch in der Lage sind, diesen Kampf weiterzukämpfen.

Dies ist eine der schlimmsten Phasen im Verlauf der Angstkrankheit. Es ist gewissermaßen ihr Höhepunkt. Wir fürchten, wenn wir nur ein bißchen Schwäche eingestehen und damit ein winziges Löchlein in unseren Luftballon pieksen, könnte unsere gesamte, jahrelang aufgestaute Schwäche mit einem Mal herausplatzen. Horrorvisionen tauchen bei dieser Vorstellung in uns auf. Wir glauben, daß wir unsere gesamte Selbstbeherrschung verlieren und in haltloses Schreien ausbrechen könnten. Manche fürchten, so aggressiv zu werden, daß sie wild um sich schlagen, und andere haben gar keine Vorstellung von dem, was da geschehen kann – sie haben einfach nur Angst, in irgendeiner Form wahnsinnig zu werden und in einer geschlossenen Anstalt zu landen.

Aber bitte, fürchten Sie sich nicht! Sie sind nicht geisteskrank, und Sie werden auch gewiß nicht wahnsinnig. Das, wovor Sie solche Angst haben, das, was da in Ihnen aufgestaut ist und herausdrängt, ist nichts als die Trauer all der Jahre, der Schmerz, dem Sie nie erlaubt haben, sich zu zeigen. Geben Sie ihm eine Chance!

Ein Angstsymptom nicht zu verbergen bedeutet, seine eigene Schwäche zuzugeben und ihr eine Möglicheit zu geben, einfach da zu sein. Alles was Ihnen passieren kann, ist ein haltloses Weinen und das Gefühl, endlich die starke Maske abzulegen und niemandem mehr etwas vormachen zu müssen. Dafür brauchen Sie sich ja nicht ausgerechnet das Büro, die Straßenbahn oder den Supermarkt auszusuchen!

Keine Sorge – Ihre Fassade ist so gut antrainiert, daß sie in Situationen, in denen Sie unbedingt »Haltung bewahren« wollen, auch funktionieren wird. Eines Tages werden Sie sich vielleicht wünschen, sie würde weniger gut funktionieren!

»Als ich völlig am Ende meiner Kräfte war und vor lauter Angst nicht mehr wußte, wie ich weiterleben sollte, ging ich endlich mitten in der Nacht ins Krankenhaus. Ich hätte nie gedacht, daß ich das einmal freiwillig tun würde. Damit gestand ich ja allen: Ich kann nicht mehr allein weiter, ich brauche Hilfe, ich schaffe es nicht mehr! Es ließ sich also nicht mehr verheimlichen. Und an diesem Punkt, wo ich gezwungen war, meine Schwäche zuzugeben, war es mir dann endlich egal! Von mir aus konnten die Leute jetzt denken was sie wollten. Ich jedenfalls hatte das Gefühl, mich zum erstenmal in meinem Leben wirklich ausruhen zu können. Meine Entscheidung war ganz klar: Ich habe jetzt keine Kraft mehr, ich muß eine Zeitlang meine Verantwortungen ablegen und sie in die Hände anderer legen, die mich versorgen. Ich brauche eine Phase der Ruhe, um Kraft zu schöpfen. Zuerst habe ich viel geweint, und dann habe ich tagelang geschlafen – so gut und tief und beruhigt wie noch nie.

Im nachhinein sehe ich, daß dies die vernünftigste und selbständigste Entscheidung war, die ich bis dahin je für mich getroffen hatte. Nach dieser Ruhephase, in der ich mich um nichts kümmern mußte, hatte ich wieder die Energie, mich mit meinen Problemen auseinanderzusetzen.«

Aber nicht immer – sondern eher selten – hat das Eingestehen der Angst solche dramatischen Folgen. Oft ist man einfach nur erstaunt und stellt fest, um wieviel leichter eine Situation dann wird.

Es ist nicht immer gut, ein Symptom zu verbergen, aber es ist auch nicht immer gut, es zu zeigen. Man muß abwägen, wie weit man gehen kann und welche Situation zunächst genügend Sicherheit bietet, um den Mut aufzubringen, die Angst zuzugeben.

Man muß ja nicht gleich sagen: »Hallo, ich bin Angstneurotiker und gerate in Panik, wenn Sie mich nicht durchlassen!« Daß Sie Angstanfälle haben, geht keinen Fremden etwas an, aber Sie können ruhig sagen, daß Ihnen nicht gut ist. So etwas passiert jedem ab und zu, und es ist ja auch nicht gelogen – denn daß Ihnen in so einem Moment »gut« ist, kann man ja wirklich nicht behaupten!

Es wird auch kaum jemand so dreist sein, Sie zu fragen, an welcher Krankheit Sie denn leiden. Und falls doch: Es ist Ihr gutes Recht, darüber nicht sprechen zu wollen. Unhöflich sind dann nämlich nicht Sie, sondern der, der gefragt hat.

Weil uns niemand unsere Ängste ansieht, können wir auch nicht mit der Rücksicht der anderen rechnen. Wir müssen selbst für Rücksicht sorgen, wir müssen auf uns selbst Rücksicht nehmen.

»In der Uni, während der Seminare, hatte ich immer Angst, in Panik zu geraten und mitten in der Veranstaltung den Raum verlassen zu müssen. Der Professor sah so etwas gar nicht gern und hätte womöglich geglaubt, ich würde gemütlich eine Zigarette rauchen gehen. Das aber hätte ich mir nicht erlauben können, weil ich bei ihm eine Prüfung abzulegen hatte. Ich habe mir dann ein Herz gefaßt, bin nach einem Seminar zu ihm hingegangen und habe ihm gesagt, daß ich krank war und immer noch manch-

mal unter Symptomen leiden würde. Er möchte mir deshalb nicht böse sein, wenn ich einmal während des Seminars den Raum verlassen sollte. Der Professor freute sich richtig, daß ich zu ihm gekommen war und versicherte mir, ich könne ruhig rausgehen, so oft ich wolle. Von da an konnte ich mich besser auf das Lernen konzentrieren und hatte weniger Angst.«

Wir können nicht von anderen Menschen erwarten, daß sie erraten, wie es uns geht und uns dann Hilfe anbieten. Wünsche muß man schon äußern, wenn man sie erfüllt haben will. Das ist auch so eine typische Verhaltensweise der Angstneurotiker: bloß nichts von anderen verlangen, sich nicht anmerken lassen, was man braucht und hinterher den Menschen grollen, weil sie uns nicht gegeben haben, was wir haben wollten.

Ach du böse, ungerechte Welt! Keiner kümmert sich um mich, keiner hilft mir, niemand sorgt sich um mich! Ja, wie denn auch, wenn wir jede Gefälligkeit dankend ablehnen und andauernd demonstrieren, daß wir allein sehr gut zurechtkommen?

Sicher, wenn man von Kindheit an immer wieder feststellen mußte, daß einem in der größten Not niemand zur Seite steht, kommt man irgendwann zu der Überzeugung, daß es sowieso keinen Sinn hat, um Hilfe zu bitten oder überhaupt Hilfe zu benötigen. Man glaubt einfach nicht mehr daran, daß es irgendeinen Menschen gibt, der bereit ist zu helfen, und hält diejenigen, bei denen das anders ist, für seltene Glückspilze, die ungerechterweise zu viel des Guten abbekommen.

Aber wir sind jetzt keine Kinder mehr! Wir müssen uns ganz langsam wieder davon überzeugen, daß es tatsächlich eine Menge freundlicher Menschen gibt, die gern für uns da und bereit sind, unsere Schwächen als liebenswert zu empfinden. Und zwar nicht nur darum, weil wir zufällig der nächstbeste Sozialfall sind, der ihnen in die Quere kommt, sondern um unserer selbst willen, weil wir so sind, wie wir sind!

Meine Güte, was habe ich (mich selbst mit eingeschlossen) Sturköpfe erlebt, die es immer wieder schafften, sich eine ihnen erwiesene Freundlichkeit zu vermiesen:

»Meine Therapeutin macht sich doch nur Gedanken über mich, weil es ihr Job ist!«

»Meine Kollegin fährt mich ja nur nach Hause, weil sie sowieso ein Helfersyndrom hat!«

»Ich bekomme nur deshalb Blumen zum Geburtstag, weil es die Sitte so vorschreibt!«

»Du hörst mir ja doch nur zu, weil du gerade nichts Besseres zu tun hast!«

»Er geht nur darum mit mir spazieren, weil niemand anderes Lust hatte mitzugehen!«

Es ist grandios! Mit detektivischer Spitzfindigkeit und beispiellosem Eifer erkennen wir hinter jedem Geschenk eine böse Absicht oder wenigstens die Überzeugung, daß es nur zufällig uns getroffen hat.

Da hilft dann auch das Gipsbein nicht mehr weiter, weil ja alle Freundschaftsdienste »nur deswegen« bei uns ankommen. Aber das Gipsbein würde die Sache leichter machen: Wir könnten schön weiter so tun, als wären wir selbstsicher, stark und guter Dinge. Wir würden mit so einem Gipsbein einen besseren Stand haben, als auf unseren gesunden zwei Beinen, die wir ja schließlich haben!

Also: Lassen Sie die Phantasie mit dem sichtbaren Gips, und fangen Sie an, Ihre unsichtbare Angst sichtbar zu machen. Machen Sie sich ganz bewußt, wann und wo Menschen einfach nett und rücksichtsvoll mit Ihnen umgehen. Freuen Sie sich darüber, und nehmen Sie endlich wahr, daß es Freundlichkeiten gibt, die um Ihretwillen geschehen!

Es gibt aber noch einen ganz anderen Beweggrund, warum wir uns so oft dieses berühmte Gipsbein wünschen:

An einem gebrochenen Bein kann nichts »eingebildet« sein! Das Röntgenbild des zerbrochenen Knochens ist der klare Beweis für ein definitives Leiden, das durch äußere Gewalt zugefügt wurde. Ist der erste Schmerz ausgestanden und der Bruch nicht kompliziert, werden sogar liebevolle Scherze gemacht: »Na, du Humpelfuß, soll ich dir die Tasche tragen?«

Wer sagt liebevoll zu uns: »Na, du Angsthase, soll ich mitgehen zum Einkaufen?« Über unsere Krankheit macht niemand mit uns gutgemeinte Scherze, es sei denn Leidensgenossen oder andere Mitpatienten.

Für Angstanfälle wird man selbst verantwortlich gemacht. Sicherlich sind wir für unsere Angst auch selbst verantwortlich, aber ebenso sicher haben wir nicht die Macht, diese Angst von einem Moment zum nächsten verschwinden zu lassen – ebensowenig, wie man ein gebrochenes Bein durch pure Willenskraft innerhalb eines Tages heilen kann.

Der Angst ist nicht durch Selbstbeherrschung beizukommen. Ich habe es schon gesagt: Angstmenschen sind keine »Schwächler«, die sich nicht »zusammenreißen« wollen oder können. Aber wer weiß das schon? Wir wissen es, aber die anderen wissen es nicht. Woher sollten sie es auch wissen? Wir fühlen uns in unserer Krankheit nicht akzeptiert. Wir möchten niemandem davon erzählen, weil wir fürchten, nicht ernstgenommen zu werden. Kein Röntgenbild, Blutbild oder EKG beweist unser Leiden.

Sie können aber jetzt nicht Ihre gesamte Umwelt missionieren und stundenlange Gespräche führen, um andere von etwas zu überzeugen, worüber Sie sich selbst noch nicht ganz klar sind. Dafür haben Sie im Moment keine

Energie übrig, und es ist auch nicht Ihre Aufgabe, das zu tun. Aber fangen Sie doch einmal bei sich selbst an! Nehmen *Sie* eigentlich Ihre Krankheit ernst? Akzeptieren *Sie* sich mit Ihrer Angst? Ist es nicht eher so, daß Sie Ihre Angst *nicht* akzeptieren und deshalb krampfhaft nach Menschen suchen, die Ihnen sagen: »Es ist okay, daß du diese Angst hast! Ich mag dich mit Angst genauso wie ohne«?

Bevor Sie nicht bereit sind, sich selbst *mit* Angstzuständen zu respektieren, werden Sie keinen Schritt weiterkommen. Wer krank ist und sich andauernd mit dem Gedanken beschäftigt: »Ich will nicht krank sein, ich hasse es, krank zu sein«, zieht seine Genesung unnötig in die Länge. Seine Krankheit zu akzeptieren und sich als kranker Mensch zu definieren, bedeutet nicht, sich dieser Krankheit zu unterwerfen. Es bedeutet aber, daß man mit klarem Verstand überlegen kann, wie man am besten wieder gesund wird.

Wenn ich wirklich davon überzeugt bin, daß meine Panikattacken mich nicht in meiner Persönlichkeit abwerten, dann trifft es mich auch nicht, wenn unwissende Leute mich deshalb abwerten wollen. Zugegeben, dazu gehört eine gute Portion Selbstwertgefühl! Aber wie alles andere, so läßt sich auch das erlernen.

Wir wünschen uns doch nur deshalb eine sichtbare, »beweisbare« Krankheit, weil damit von vornherein bestimmte Anforderungen nicht an uns gestellt werden. Niemand verlangt von einem Allergiker, sich in einem Heuhaufen zu wälzen. Und wenn es doch jemand tut, sagt der Allergiker ohne Umschweife: »Geht nicht, ich bin allergisch gegen Heu« und die Sache ist geklärt.

Was aber passiert, wenn jemand mich Angstneurotikerin fragt, ob ich mit zu einem Rockkonzert gehe? Für mich ist ein Rockkonzert eine Horrorvorstellung! Nicht weil ich keine Rockmusik mag, sondern wegen der Menschenmassen, dem Gedränge, der Lautstärke etc. Meine Reaktion: Ausreden! »Ich habe an dem Tag keine Zeit« oder: »Die Eintrittskarte ist mir zu teuer!« Not macht erfinderisch, und irgendwie wurstele ich mich um diese Verabredung herum. Aber bei jeder Einladung dieser oder ähnlicher Art fühle ich mich in die Enge getrieben. Manchmal sage ich zu, um dann im letzten Moment eine Grippe vorzutäuschen.

Was bleibt, ist ein mieses Gefühl, weil ich gelogen habe und die Angst vor der nächsten Einladung. Dieses ewige Herausreden ist schlichtweg zum Kotzen. Es macht unzufrieden und einsam. Denn die Freunde sind ja auch nicht auf den Kopf gefallen, sie merken irgendwann, daß ich ihnen immer wieder ausweiche, und sind mit Recht gekränkt.

Wenn ich aber ganz klar sage, daß ich bei einer solchen Unternehmung, wie z. B. einem Konzertbesuch, Angst bekomme und deshalb nicht mitgehen will, löst sich das ganze Problem in Wohlgefallen auf. Die Freunde wissen dann, daß meine Absage nicht persönlich gemeint ist, und ich habe kein schlechtes Gewissen mehr.

Wenn meine Umgebung sieht, daß ich meine Ängste ernst nehme und akzeptiere, wird sie viel eher bereit sein, sie ebenfalls zu akzeptieren. Im Gegenzug kann ich mir auch Unternehmungen ausdenken, vor denen ich keine Angst habe und die Freunde dazu einladen.

»Das kann ich noch nicht!« ist eine klare Aussage, an der nichts zu rütteln ist. Wichtig dabei (für Sie und für Ihre Freunde) ist das »*noch* nicht«, denn die Angst bleibt nicht ewig, und in kleinen Schritten lernt man, immer weiter zu gehen, bis eines Tages auch ein Rockkonzert wieder Spaß machen kann.

Sie müssen sich auch nicht jedesmal auf Diskussionen

einlassen, *warum* Sie etwas nicht können. Sie müssen von sich und anderen eindeutig verlangen, die Lage so, wie sie ist, zu akzeptieren und nicht noch stundenlang darauf herumzureiten.

Nicht jeder Freund, Verwandte oder Kollege wird Verständnis aufbringen können. Bei so manchem wird eine wohlplazierte Notlüge von Nutzen sein. Ich möchte aber davor warnen, Menschen, die Ihnen persönlich wichtig sind, andauernd an der Nase herumzuführen! Sie setzen damit die Beziehung aufs Spiel und fühlen sich hinterher wieder einmal von der bösen Welt gestraft.

Machen Sie sich und Ihren Mitmenschen klar, daß Ihre Seele im Moment ein Gipsbein hat und an Krücken geht. Sie dürfen und sollen sich jetzt ruhig auf Krücken stützen. Ohne Krücken können Sie noch nicht laufen, und laufen müssen Sie, damit es weitergeht. Von Ihrer Angst zu sprechen und um Rücksicht zu bitten ist eine Krücke. Sich durch Lügen um schwierige Dinge herumzumanövrieren bedeutet dagegen, keine Krücken zu haben, sich nicht fortbewegen zu können und in der Patsche sitzenzubleiben.

VI. Sich helfen lassen müssen

Die Überschrift dieses Kapitels sagt es schon: Menschen mit starken Angstsymptomen *müssen* sich helfen lassen, weil sonst vielen von ihnen schlichtweg das Überleben nicht mehr möglich ist. Das fängt schon bei so simplen Dingen wie dem Einkaufen an. Wer sich nicht in den Supermarkt traut oder bereits bei der bloßen Vorstellung einer Schlange an der Kasse in Panik gerät, kann sich ohne Hilfe kaum noch ernähren. Eine Vielzahl alltäglicher Dinge, an die man sonst kaum einen Gedanken verschwendet, können zu ernsthaften Existenzproblemen werden.

Wie komme ich an Bargeld, wenn ich nicht zur Bank gehen kann? Was habe ich von meinem Rezept, wenn ich nicht in die Apotheke gehen kann? Was soll ich bloß tun, wenn ich Zahnschmerzen habe und es nicht aushalte, im Wartezimmer oder auf dem Behandlungsstuhl zu sitzen? Was mache ich, wenn meine Dusche kaputt ist, ich es aber nicht ertrage, allein mit einem fremden Handwerker in der Wohnung zu sein? Wie soll ich studieren, wo ich doch nicht mit dem Bus zur Uni fahren kann? Ich kann doch nicht meine Kinder vom Kindergarten abmelden, weil ich es nicht schaffe, sie jeden Tag dort hinzubringen und abzuholen! – Diese Liste ließe sich beliebig fortsetzen.

Es geht einfach nicht anders – man muß sich »irgendwie« Hilfe holen, und das ist hart.

»Das mit dem Helfen war sehr schwierig! Ich habe mich schnell lästig gefühlt. Habe versucht, möglichst eingeschränkt und nur in äußersten Nöten Hilfe zu erbitten. Ich glaube auch heute noch,

daß es für die Angehörigen und Freunde schnell eine große Last werden kann, da meist ja auch die anderen ihre eigenen Probleme durchzustehen haben.«

»Auf fremde Hilfe war ich eigentlich nie angewiesen. Ich habe es geschafft, meine Gefühle soweit zu verdrängen, daß ich keine Hilfe brauchte. Es ist für mich unerträglich, auf die Hilfe anderer angewiesen zu sein.«

»Da ich mich eigentlich nur richtig sicher fühle, wenn ich allein bin, war das nie ein großes Problem für mich. Nur manchmal, z.B. bei Pflichtveranstaltungen in der Schule, war es mir peinlich, den Obercoolen zu spielen, der sich von andern in die Anwesenheitsliste eintragen läßt, weil er es nicht nötig hat, selbst zu erscheinen. Dieses Image aufrecht zu erhalten, war oft sehr anstrengend. Viel schlimmer daran ist jedoch, daß man tagtäglich sein eigentliches ›Ich‹ verleugnet und irgendwann gar nicht mehr weiß, ob man eine Rolle spielt oder wirklich so ist, wie man sich darstellt. Grundsätzlich bin ich jedoch nie wirklich auf fremde Hilfe angewiesen, auch wenn ich manchmal gerne darauf zurückgreifen würde.«

»Meine Freundin war sehr verständnisvoll, weil sie so etwas auch von sich selbst kennt. Sie hat mich oft besucht oder angerufen, mit mir geredet und mich beruhigt. Mein Mann war sehr besorgt und verständnisvoll, aber auch irritiert, nervös und ängstlich.«

»Fremde Hilfe anzunehmen fällt mir generell schwer. Da ich oft auf Unverständnis gestoßen bin, habe ich angefangen, mich selbst durchzuboxen. Dadurch mußte ich natürlich auf vieles, was für jeden anderen ganz ›normal‹ ist verzichten. Jahrelang wußte ich kaum, was draußen passiert. Alles, was mit vielen Menschen zu tun hatte wie z.B. Kino, Messen, Einkäufe, Konzerte usw.

war mir unerträglich, manchmal auch in Begleitung. Ich war dadurch zwangsläufig viel allein. Das hat mich oft sehr traurig gemacht, denn ich hätte wirklich Hilfe gebraucht. Jemanden, der mir Mut macht.«

Viele schämen sich so sehr, daß sie monate-, sogar jahrelang ein »Leben«, bestehend aus faulen und quälenden Kompromissen mit der Angst führen. Manche untergraben permanent ihre Kraft, indem sie tagtäglich zitternd, schwitzend, panisch und verzweifelt zur Arbeit fahren, bis sie eines Tages zusammenklappen. Andere vereinsamen, weil sie nur noch für die allernotwendigsten Verrichtungen die Wohnung verlassen. Viele weben sich auch in ein schreckliches Lügennetz ein, um Angstsituationen auszuweichen, oder überstehen den Alltag nur noch mit Hilfe von starken Medikamenten.

Dies alles sind Verhaltensweisen, die nur einem einzigen Zweck dienen, nämlich nicht um Hilfe bitten zu müssen – Verhaltensweisen, die irgendwann in ein Chaos führen.

So sehr man sich auch zwingt und zusammenreißt, es wird keine Besserung bringen! Wer sich keine Hilfe sucht, wird damit nur eines erreichen: der quälende Zustand bleibt, oder wird gar noch schlimmer.

Angstmenschen sind potentielle Einzelgänger. Sie versuchen, koste es was es wolle, alles allein zu schaffen und auf niemanden angewiesen zu sein. Nicht zuletzt sind sie ja gerade deshalb zu Angstmenschen geworden – denn kein Mensch kann ohne die Hilfe anderer Menschen in einer Gesellschaft existieren.

Es ist eine heikle Sache, andere um Hilfe zu bitten, vor allem, wenn es dabei um Dinge geht, die in der Regel jeder Mensch ab einem gewissen Alter allein tun kann.

Erst einmal muß man ja erklären, daß man Angstanfälle hat, und diese Hürde ist an sich schon schwierig genug.

Wie soll man anderen etwas erklären, das man sich vielleicht selbst noch gar nicht erklären kann? Und auch wenn da schon jemand ist, der »es« weiß, so ist es doch immer wieder schwer, ihn zum zehnten oder zwanzigsten Mal zu fragen, ob er nicht mit zum Einkaufen geht. Beim erstenmal läßt man sich noch ganz gern helfen, aber es ist nicht damit getan, einmal einzukaufen. Nach ein paar Tagen sind die Lebensmittel verbraucht, und dann ist es wieder soweit. Zum eigentlichen Problem Angst kommt also noch eine ganze Anzahl anderer Schwierigkeiten hinzu, die uns noch mehr unter Druck setzen und unsere Lage mit der Zeit arg verschlimmern.

Es gibt einige Künstler unter den Angstneurotikern, die es sehr lange schaffen, mit der Angst einzukaufen, Bahn zu fahren, zu arbeiten etc. Das ist grundsätzlich ganz gut; viel besser jedenfalls als eine zunehmende Isolation und wachsende Einengung der Bewegungsmöglichkeiten. Hier kommt es aber auf das *wie* an.

Jemand, der sich täglich durch die Anforderungen des Alltags peitscht und unter Leistungsdruck setzt, tut oft nichts anderes, als sich immer wieder selbst zu vergewaltigen. Nach außen hin hält er sich anscheinend tapfer aufrecht, innerlich aber zermürbt er sich und verschwendet wertvolle Energien. Da wird einfach nicht akzeptiert, daß es Grenzen gibt, mit denen man allein nicht fertig wird. Niemand kann mit solchen Grenzen ohne die Hilfe anderer zurechtkommen. Außerdem geht es ja nicht darum, mit diesen Grenzen leben zu können, sondern sie mit der Zeit zu erweitern.

Sie würden von einem fünfjährigen Kind nicht verlangen, daß es allein mit der U-Bahn in die Stadt fährt. Sie würden mitfahren, und je älter das Kind wird, desto mehr lernt es, sich selbständig mit öffentlichen Verkehrsmitteln zu bewegen. Ganz ähnlich verhält es sich mit uns »Angstkindern«. Wenn wir uns allein zu einer total angstbeladenen Bahnfahrt zwingen, setzen wir gleichsam ein fünfjähriges Kind in eine Bahn und erwarten von ihm, daß es dadurch selbständiger wird. Natürlich geht diese Rechnung nicht auf, ganz im Gegenteil: Das Kind würde sich so verlassen und ausgeliefert fühlen, daß sich seine Angst vor der U-Bahn nur noch verstärken würde.

Also: wir wollen das Angstkind weder zum Alleingang zwingen, noch ihm das Lernen des Alleingehens verwehren. Und genau das ist der schwierige Punkt, die Gratwanderung. Wir sind uns nicht sicher, wo wir uns zu viel Hilfe holen und wo wir vielleicht mehr Hilfe benötigen würden. Wir jonglieren mit unseren Möglichkeiten, und das ist sehr anstrengend. Versuchen wir einmal, ein wenig Ordnung in das Chaos zu bringen.

Zunächst müssen Sie sich ganz ehrlich klar darüber werden, wo im Moment Ihre Grenzen liegen:

1. Was kann ich gut und gern allein?
2. Was kann ich allein, tue es aber lieber mit jemandem zusammen, weil ich dann völlig angstfrei bin?
3. Was fällt mir allein ungeheuer schwer, so daß ich es zwar irgendwie durchstehe, aber lange vorher schon Angst habe und hinterher ganz erschöpft bin?
4. Was ist allein (oder auch mit Begleitung) absolut unmöglich?

Alle Verrichtungen des Alltags, die Sie für sich zu Punkt drei und vier zählen, sind Notwendigkeiten, bei denen Sie jetzt die Unterstützung anderer brauchen.

Nun ist es aber nur selten der Fall, daß man jederzeit einen Helfer erreichen kann, der Zeit hat und auch bereit ist zu helfen. In der Regel gibt es – wenn überhaupt – nur ein bis zwei Leute, denen man so nahe steht, daß man sie bitten kann, das eine oder andere für einen zu erledigen. Und diese Leute führen ja auch ihr eigenes Leben und sind nicht permanent verfügbar.

Man kann sich auch den liebevollsten Helfer vergraulen, wenn man immer erst im absoluten Notfall anruft und sagt: »Mein Kühlschrank ist leer, und in einer Stunde machen die Geschäfte zu!« Viel leichter für beide Beteiligten ist es, wenn Sie sich zusammensetzen und überlegen, wie man das nun regeln kann. Wenn Sie also beispielsweise nicht allein in den Supermarkt gehen können, dann planen Sie doch von vornherein mit Ihrem Helfer zwei Termine pro Woche ein, an denen Sie gemeinsam einkaufen gehen. So sind Sie nicht alle paar Tage in der unangenehmen Situation, wieder neu anfragen zu müssen und Ihr Helfer wird nicht eines Tages genervt sein, weil er seine Zeit nicht einteilen kann. Und bitte schämen Sie sich nicht, solche Verabredungen zu treffen! Sie müssen sich jetzt einfach mit den Tatsachen auseinandersetzen und dazu stehen, daß Sie krank sind. Es ist etwas absolut Normales, daß Menschen einander helfen, und Sie haben, wie jeder andere auch, das Recht auf Hilfe. Sie sollten sich an den Gedanken gewöhnen, Hilfe zu benötigen, denn das Sich-helfen-Lassen ist ein Bestandteil Ihres Lebens und nicht nur ein Ausnahmezustand während Ihrer Krankheit. Um die Angst wieder loszuwerden, muß man auch lernen, um Beistand zu bitten und Unterstützung durch andere als einen ganz natürlichen Aspekt des täglichen Lebens anzusehen. Wenn Sie sich darum drücken wollen, wird es Ihnen so bald nicht besser gehen.

Es geht auch nicht darum, »irgendwie« Hilfe zu bekommen, sondern Bedürfnisse an andere zu richten und sie auch klarzumachen. Also bloß nicht wieder lügen! So von wegen: »Du, ich bin sowas von erkältet, könntest du vielleicht eben meinen Scheck zur Bank bringen?« Das hatten wir ja so ähnlich schon im vorangegangenen Kapitel. Lügen nützt jetzt absolut überhaupt nichts! Man kann nicht zwei Monate erkältet sein oder sich alle paar Tage den Fuß verstauchen! Achten Sie auch darauf, Ihre Bitte nicht in einen Tatsachenbericht zu kleiden, der zum Ziel hat, daß der andere von selbst fragt, ob er nicht helfen soll. Damit bitten Sie nämlich nicht um Hilfe, sondern setzen den anderen unter moralischen Druck. Fragen Sie ganz direkt: »Würdest du vielleicht für mich zur Bank gehen?« und nicht: »Ach, was soll ich bloß tun? Ich habe keinen Pfennig Geld mehr und kann nicht zur Bank gehen!«

Damit verärgern Sie Ihr Gegenüber und stellen sich selbst als Jammerlappen dar. Wenn Sie etwas wollen, dann sagen Sie es auch, und reden Sie nicht so lange um den heißen Brei, bis der andere die Nerven verliert und ein Angebot macht. Ihr Helfer will ja schließlich auch ernstgenommen werden. Er ist womöglich auch unsicher, ob Sie überhaupt von *ihm* Hilfe annehmen möchten. Stellen Sie sich die Situation doch einmal umgekehrt vor. Was wäre Ihnen lieber, ein ewiges Jammern oder eine direkte Bitte?

Das andere Extrem sind Leute, die Ihre Krankheit zum Vorwand nehmen, so etwas wie Befehle zu erteilen. Sie tun das nicht, weil sie einen miesen Charakter haben, sondern weil sie einfach nicht in der Lage sind, eine Bitte auszusprechen.

Viele Menschen sind immer noch der Meinung, daß Bitten eine Form von Unterwürfigkeit ist, denn man gibt ja dem anderen die Chance, nein zu sagen. Diese Chance müssen Sie ihm allerdings lassen! Sätze wie: »Du mußt mir jetzt einfach helfen, weil es mir viel schlechter geht als dir«, sind für den Helfer auf die Dauer unerträglich. Andere Menschen haben schließlich auch Probleme und wollen sich mit diesen Problemen akzeptiert wissen. Wir sind mit unserer schlimmen Angst leicht dazu verführt, alle anderen Leute als glückliche Alleskönner zu betrachten, für die es ja nun wirklich kein Problem wäre, uns Unglücklichen beizustehen.

Aber Hilfe anbieten und Hilfe annehmen ist keine Frage der Verpflichtung oder des Abwägens, wem es jetzt schlechter geht. Es ist eine Frage der Beziehung und des Umgangs miteinander. Auch wenn es Ihnen furchtbar schlecht geht, dreht sich nicht alles nur um Sie. Es dreht sich viel mehr um Sie *und* den anderen – um beide, um zwei Leben, die miteinander Verknüpfungspunkte haben. Man darf eine Beziehung nicht immerzu in den »Schwächeren« und den »Stärkeren« aufteilen. Also weder: »Ich habe Angst und du nicht, deshalb mußt du mir helfen«, noch: »Ach, er hat ja selbst so viel Streß, da rufe ich ihn lieber gar nicht erst an ...«. Überlassen Sie es dem anderen, ob er helfen will oder nicht. Sie müssen nicht für andere mitdenken.

Das ist alles gar nicht so einfach, denn schließlich ist es nicht nur eine Sache des klaren Verstandes. Unsere Gefühle spielen da auch eine große Rolle, und die können wir nicht so schnell durch Logik überzeugen. Tief verwurzelt in uns ist der Wunsch, endlich einmal etwas geschenkt zu bekommen. Wir haben Sehnsucht danach, einmal nicht bitten zu müssen, Hilfe zu erhalten, ohne danach zu fragen.

»Sieht denn niemand, wie schlecht es mir geht? Warum ist da keiner, der ganz von allein kommt und sagt, daß er für mich da ist, daß ich auf ihn zählen kann? Wieviel schlechter muß es mir denn noch gehen, damit die Menschen begreifen, daß ich Hilfe brauche?«

Aber denken Sie diese Gedanken doch einmal weiter! Stellen Sie sich vor, da kommt so ein Samariter und kümmert sich um Sie, *weil* es Ihnen so schlecht geht. Wollen Sie das wirklich? Finden Sie das gut, wenn Sie nur aufgrund Ihrer Krankheit Zuwendung erhalten?

Nein, genau das ist es ja, was wir im Grunde nicht wollen. Wir wünschen uns Hilfe und Beistand um unseretwillen, wir wollen ja nicht ein Objekt der Wohltätigkeit sein, sondern Freunde haben, die da sind, weil Sie uns mögen. Und diese Freunde sind auch Menschen, die Unsicherheiten erleben und sich fragen, ob wir uns an sie wenden, weil wir in Not sind, oder ob wir aus einem Gefühl des Vertrauens und der Sympathie zu ihnen kommen.

Haben Sie schon darüber nachgedacht, daß sich ein Freund auch darüber freuen könnte, wenn Sie sich mit Ihren Problemen gerade an *ihn* wenden? Es ist doch auch für den anderen eine Selbstbestätigung, wenn er das Gefühl hat, vertrauenswürdig zu sein und helfen zu können. Sie sind doch nicht nur eine »Belastung«, sondern können auch eine Bereicherung für andere sein.

Schließlich besteht Ihre Persönlichkeit nicht nur aus Ängsten; Sie haben auch Qualitäten, mit denen Sie anderen Freude bereiten können! Und Ihre Freunde sind nicht ausschließlich potentielle Helfer, sondern auch nette Leute, mit denen Sie Spaß haben können.

Also wenden Sie sich doch mit Ihren Bitten direkt an die Menschen:

»Mit *dir* könnte ich mir vorstellen, daß ich in der Bahn weniger Angst habe« – das hört sich doch ganz anders an als: »Du, es ist wirklich sonst niemand zu erreichen, der mitfahren könnte!«

Leuchtet das nicht ein?

Und zeigen Sie auch Ihre Freude und Dankbarkeit. Lassen Sie Ihre Helfer an Ihrem Erfolg teilhaben, denn es ist auch deren Erfolg: sie haben Ihnen erfolgreich beigestanden. Sie brauchen sich bei niemandem zu entschuldigen, indem Sie versichern, daß Sie es beim nächstenmal bestimmt allein schaffen. Sie sollten vor allem ehrlich sein. Sie müssen Ihre Helfer nicht mit Erfolgen belohnen. Wenn es trotz Beistand nicht geklappt hat, kann man das ruhig sagen. Vielleicht hat Ihr Helfer auch eigene Ideen, wie man es beim nächsten Versuch anders machen kann, damit Sie etwas weniger Angst haben müssen.

»Ich habe oft festgestellt, daß die Freunde, die mich begleitet haben, in viel kleineren Schritten dachten als ich. Wo ich sagte: ›Du kannst ja ein paarmal mitfahren, und dann fahre ich allein‹, sagten sie ›Wie wäre's, wenn ich dich bei deiner ersten Alleinfahrt zur Haltestelle bringe und dableibe, bis du im Bus sitzt. An der Zielhaltestelle kann dich ja jemand abholen. Wenn die Angst dann doch zu groß ist, fahre ich eben mit!‹ Meine Helfer ließen mir oft viel mehr Spielraum, als ich mir selbst zugestanden hätte. Mir ist es auch lange sehr schwer gefallen, Ihnen zu glauben, daß Sie mir wirklich gern helfen.«

Möglich, daß Sie jetzt denken: »Aber ich habe ja überhaupt niemanden, den ich um Hilfe bitten könnte. Da ist einfach keiner, der mir so nahe steht!« Nun, da müssen Sie eben suchen! In der Regel liegt es nämlich nicht daran, daß jemand wirklich keinen anderen Menschen kennt, sondern daß er sich einfach nicht traut, um etwas zu bitten. An jedem Freund oder Bekannten findet man irgendeinen Makel, der Grund gibt, sich nicht an ihn zu wenden. Aber das sind meistens Ausreden, die man sich sucht, um sich nicht »diese Blöße« zu geben. Wenn Sie aber wirklich keine Lösung finden, wenden Sie sich wenigstens an einen Therapeuten. Haben Sie einmal Helfer gefunden, dann achten Sie darauf, daß Sie sich nicht auf die faule Haut legen. Die Verführung ist groß, einfach dabeizubleiben, daß bestimmte Dinge von anderen erledigt werden. Besonders wenn der eigene Ehe- oder Lebenspartner einem schwierige Verrichtungen abnimmt, gewöhnt man sich schnell daran, die Situation so zu belassen und der Angst auszuweichen. Aber Sie lernen das Einkaufen (Autofahren, Rausgehen ...) gewiß nicht, indem sie es andere machen lassen!

Wägen Sie lieber gemeinsam ab, wie Sie in kleinen Übungsschritten wieder selbständig werden können. Ihr Partner wird Ihnen gewiß sehr viel lieber helfen, wenn er spürt, daß Sie mitarbeiten. Hat er dagegen das Gefühl, Sie zunehmend zu bedienen, wird sich schnell Unstimmigkeit und Feindschaft in die Beziehung schleichen.

Überlegen Sie sich auch, wieviel Sie dem anderen (und sich selbst) zumuten können. Wer so heftige Ängste hat, daß er wirklich nicht mehr die Wohnung verlassen, aber zugleich auch nicht allein sein kann, sollte sich schleunigst um eine stationäre Therapie bemühen. Denn eine solche Situation ist weder für Sie, noch für Ihre Angehörigen auf Dauer zu bewältigen. Sie sind dann so krank, daß Sie professioneller Hilfe bedürfen.

VII. Sprüche, Sprüche, Sprüche ... oder: Die Hobbypsychologen

Von dem Thema »Helfer« will ich nun zu den unangenehmeren Zeitgenossen übergehen. Ich meine damit diejenigen unserer Mitmenschen, die – aus welchen Gründen auch immer – glauben, uns mit ihren Lebensweisheiten überschütten zu müssen und dabei überzeugt sind, genau zu wissen, was in uns vorgeht und welches Verhalten uns helfen würde. Ich will hier ganz klar unterscheiden, um keine Mißverständnisse zu provozieren: Es gibt immer Menschen, die uns wirklich ernst nehmen und deren Ratschläge durchaus Hand und Fuß haben, aber es gibt auch Leute, die sich einbilden, die Weisheit mit Löffeln gefressen zu haben, sich mütterlich oder väterlich über uns erheben und uns ständig mit Sprüchen bombardieren, die in der Regel mit »du mußt ...« anfangen. Um solche Menschen soll es in diesem Kapitel gehen, denn sie können zu einer regelrechten Plage werden.

Es ist schwierig, bei diesem Thema diplomatisch und unparteiisch zu bleiben. Ich glaube, daß unsere »Ratgeber« es im Grunde wirklich gut mit uns meinen. Sie geben uns ja nicht bewußt falsche Ratschläge, sondern meinen wohl einfach nur, daß ihr Lebensmotto auch auf andere zutrifft. Ihr scheinbarer Beweis dafür ist, daß *sie* ja schließlich *keine* Angstzustände haben.

Trotzdem gerate ich jedesmal in Wut, wenn mir andere Betroffene erzählen, was ihnen ihre Verwandten oder Bekannten nicht nur angeraten, sondern sogar vorgeworfen haben.

»Mein Vater und mein damaliger Freund übten Druck auf mich aus. Sätze wie: ›Du darfst dich selbst nicht immer so ernst nehmen!‹ Oder: ›Wenn du willst, dann kannst du auch!‹ Oder: ›Du mußt ...‹ Waren an der Tagesordnung. Niemand hat sich wirklich mit dem Problem auseinandergesetzt, aber geredet haben Sie alle. Manchmal hatte ich das Gefühl, daß man mich mitleidig anlächelte und sich seinen Teil dabei dachte.«

Man könnte verzweifeln, wenn man an diese Sprüche in wohlmeinendem Tonfall denkt, die einem immer wieder sanft vorgesäuselt oder ungeduldig eingehämmert werden. Sie merken es schon: Ich kann hier nicht diplomatisch bleiben und will es eigentlich auch gar nicht. Ich bin nun einmal parteiisch, weil ich mir diesen ganzen Quatsch auch anhören mußte und sehr darunter gelitten habe. Als krönende Anekdote könnte ich ja mal einen der »witzigeren« Sprüche aus meiner Sammlung zum besten geben: Ein Freund, den ich sehr gern hatte und der grundsätzlich alle Psychologen für Quacksalber hielt, riet mir allen Ernstes, ich solle wie er jeden Tag eine Banane essen, dann würde mir so etwas nicht passieren!

Das war der ulkige Teil des Themas. In der Regel ist es aber ganz und gar nicht ulkig, was uns da alle Naselang aufgetischt wird. Schließlich ist unsere Situation sehr unsicher, und wir sind auch unsicher. Wir wissen ja selbst nicht so genau, was uns helfen würde, wie wir mit der Angst umgehen sollen oder welchem Rat wir folgen sollen. Wen wir erst einmal gesagt haben, was mit uns los ist, prasseln von allen Seiten Tips, Trends und Vorschläge auf uns ein, die uns bestenfalls Verwirrung bescheren und schlimmstenfalls einen ungeheuren Druck auf uns ausüben. Wir fühlen uns mit unseren Ängsten sowieso nicht mehr ganz vollwertig, und dann werden wir auch noch degradiert und entwürdigt. Die übliche Anklage lautet

Willenlosigkeit, eingebildete Krankheit, übersteigerter Egoismus und sträfliche Empfindlichkeit. Mit der Zeit fragen wir uns dann vielleicht, ob wir nicht vielleicht doch Waschlappen sind, ob wir nicht tatsächlich »selbst schuld« sind, ob es nicht doch helfen würde, sich einfach zu zwingen ...

Aber irgendwie geht es nicht!

Unter dem berühmten »du mußt nur wollen« kann man sich sowieso nichts Richtiges vorstellen. Wie macht man das, etwas absichtlich wollen? Natürlich will ich in den Supermarkt gehen können! Ich will auch meine Angst loswerden, aber das nützt mir ja nichts. Wenn ich nämlich tatsächlich vor dem Supermarkt stehe, dann will ich ganz und gar nicht da hineingehen, weil ich nämlich Angst habe! »Wollen müssen« ist sowieso eine völlig unsinnige Kombination. Alle Dinge, die man ungern tut, vor denen man Angst hat oder vor denen man sich ekelt, kann man gar nicht wollen. Das wäre einfach widernatürlich.

Bitten Sie doch Ihren »Ratgeber«, er möchte sich mal eine Spinne über das Gesicht krabbeln lassen. Wenn er dann entsetzt ablehnt, sagen Sie: »Wieso? Die Spinne tut dir doch nichts. Du mußt es nur wollen, dann geht es!« Dieser Vorschlag ist natürlich nicht ganz ernst gemeint, denn Sie werden wahrscheinlich vollends als hoffnungslos gestört eingestuft, wenn Sie von anderen Leuten verlangen, sich Spinnen ins Gesicht zu setzen. Es ist nur ein so gutes Beispiel; denn unsere hiesigen Spinnen sind absolut harmlos, und trotzdem haben die meisten Menschen Angst vor ihnen. Und wir haben ja auch Angst vor Dingen, die im Grunde harmlos sind. Aber weil so viele Menschen eine Spinnenangst haben, gilt sie als ganz normal. Unsere Angst gilt nicht als normal, und was nicht normal ist, muß bekämpft werden, weil es die allgemeine Ordnung stört.

Ich denke, daß darin ein Grund für all die gnadenlosen Ratschläge liegt. Viele Menschen fühlen sich vielleicht durch unsere Krankheit bedroht. Sie ist nicht »normal«, sie ist fremd, scheinbar unkontrollierbar. So etwas darf es eigentlich gar nicht geben! Da wir aber nun der lebendige Beweis dafür sind, daß solche Krankheiten tatsächlich existieren, könnte es ja sein, daß *jeder* daran erkranken kann (was ja auch gar nicht so verkehrt ist), und das macht Angst.

Wie wir es täglich am eigenen Leib erfahren, erzeugt Angst Abwehr. Und einige unserer Mitmenschen wehren unsere Krankheit ab, weil nicht sein kann, was nicht sein darf. Für sie darf es nicht wahr sein, daß man Angstzuständen ausgeliefert ist, ohne sofort durch eigene Kraft etwas dagegen tun zu können. Die Leute *wollen*, daß wir an unserer Angst selbst schuld sind, damit sie glauben können, daß *Ihnen* so etwas *nie* passieren kann, daß *sie* mit ihrem starken Willen *sofort* dise lächerliche Angst in den Griff bekommen würden!

Darum wiederholen sie wie eine Schallplatte, die einen Sprung hat, andauernd: »Du mußt nur wollen, du mußt dich zusammenreißen, du mußt nur wollen, du mußt ...«. Aber eigentlich reden sie das nicht *uns* ein, sondern sich selbst, um sich zu beruhigen, um ihre eigene Angst in Schach zu halten.

Mir fällt dabei das Beispiel von den Angehörigen schwer krebskranker Patienten ein. Wenn der Kranke sagt: »Manchmal stelle ich mir vor, wie das wohl sein wird, wenn ich sterbe« antworten die Verwandten sofort entsetzt: »Aber da darfst du doch gar nicht dran denken!« Tatsache ist, daß sie selber nicht daran denken wollen, weil sie Angst haben – was ihnen auch nicht zu verübeln ist. Aber der Kranke fühlt sich nicht ernstgenommen und alleingelassen. Denn für ihn ist es ganz natürlich, über den

Tod nachzudenken, wenn er weiß, daß er sowieso bald sterben wird.

Obwohl unsere Situation nicht so daramatisch ist wie die eines Krebskranken, fühlen auch wir uns nicht ernstgenommen und alleingelassen, wenn unsere Angehörigen uns vorwerfen, willensschwach zu sein oder die Symptome nur vorzutäuschen. Und wir werden sie nur selten dazu bringen können, unsere Krankheit von einer anderen Seite zu betrachten und uns einfach das zu glauben, was wir über unseren Zustand sagen.

Gerade unsere nächsten Verwandten und Freunde müssen ungeheure Barrieren in sich zerbrechen, um uns uneingeschränkt Glauben zu schenken. Denn wenn sie uns glauben, hängen sie sofort selbst mit drin! Man denke nur an die »Schande«, so einen »Fall« in der Familie zu haben! Das hört sich ja gleich nach Irrenhaus, nach Erblast, nach schlechtem Blut an. Was sollen die Nachbarn denken?

Okay, so mittelalterlich denken heute die wenigsten Menschen, aber ein Körnchen Wahrheit liegt da schon. Warum sonst diese Heimlichtuerei? Warum ist die Tochter oder der Sohn offiziell »zur Kur« und nicht in einer stationären Psychotherapie?

Die andere Seite ist die Angst vor »Schuld«. Man muß schon taub und blind sein, um heutzutage nicht irgendwo schon einmal gehört zu haben, daß psychische Krankheiten (unter anderem) etwas mit Kindheitserfahrungen zu tun haben. Womöglich wird das sogar akzeptiert – aber die eigenen Kinder? Nein! bei *uns* ist das etwas anderes.

Angehörige, die sich wirklich mit unserer Krankheit auseinandersetzen, kommen nicht umhin, ihr eigenes Verhalten in Frage zu stellen. Und das ist schwer, sauschwer! Genauso wie es uns selbst nicht leicht fällt, über unsere Vergangenheit und unsere Gefühle nachzudenken, so ist es auch für »Gesunde« schwer, sich mit ihren Erinnerungen auseinanderzusetzen.

Damit will ich nicht das Verhalten sturer Mitmenschen entschuldigen, sondern den Blick auf die Gesamtsituation erweitern. Besonders Eltern, manchmal auch Geschwister oder andere Verwandte und Freunde haben oft die Befürchtung, eine Mitschuld zu tragen. Der Satz: »Wie kommt das nur, wir haben doch wirklich *alles* für dich getan« macht das besonders deutlich. Auch die eigenen Eltern haben einen feinen Instinkt und Erinnerungen an frühere problematische Situationen und ungelöste Konflikte. Und alle Eltern wünschen sich glückliche und erfolgreiche Kinder – keine kranken, angstvollen Kinder, die als Erwachsene mit ihrem Leben nicht zurechtkommen.

Für Sie bleiben jetzt nur wenige Möglichkeiten. Eine davon ist die totale Abwehr: »Das bildest du dir nur ein!«, »Du willst uns ja nur quälen!«, »Du mußt dich mal zusammenreißen!« etc.

Eine weitere mögliche Verhaltensweise ist, sich Asche aufs Haupt zu streuen und vor lauter Fürsorge überzulaufen. Das sind die Eltern, die andauernd fragen: »Geht es dir schon besser? Kann ich etwas für dich tun? Soll *ich* nicht mal mit deinem Arzt sprechen? Habe ich denn alles falsch gemacht?«

Sie quälen sich mit Selbstzweifeln, graben die gesamte Familienvergangenheit um und präsentieren uns immer wieder Erinnerungen an Situationen, in denen sie angeblich völlig falsch gehandelt haben.

Dieses Verhalten ist für uns nicht weniger belastend, als die Abwehr unserer Krankheit. Letztlich läuft es nämlich darauf hinaus, daß *wir* beruhigen, trösten, abschwächen und Beistand geben, anstatt ihn zu empfangen. Die wenigsten Eltern sind dazu in der Lage, das Problem konkret mit ihren kranken »Kindern« anzugehen, ohne daß dabei eine Partei untergeht. Das ist auch kaum möglich, da dabei auf beiden Seiten so viele Emotionen aus vielen vergangenen Jahren mitspielen, daß kaum noch eine sinnvolle Auseinandersetzung entstehen kann. Deshalb legen auch viele Therapeuten Wert darauf, daß sich die Eltern nicht in den Therapieverlauf einmischen. Was aber nicht bedeutet, daß wir uns nicht mit dem Verhältnis zu unseren Eltern befassen sollten.

Auch Freunde und Bekannte können uns mit ihren Ratschlägen ganz schön zusetzen. Häufig haben sie so ihre eigenen »Rezepte«, wie man sich solcherlei seelischen Problemen zu stellen hat. Die Palette reicht von Grundsatzüberzeugungen (»Du darfst dich nicht so viel mit dir selbst beschäftigen.«) über Therapiemaßnahmen (»Dich müßte man mal in einem überfüllten Kaufhaus stehen lassen, damit du es lernst!«) bis zu den neuesten Wundermitteln aus der Boulevardpresse (»Frau trug kein Rot mehr und wurde geheilt!«)

Wohlmeinende Freundinnen reden auf uns ein, versuchen uns zu überzeugen und bieten sich als Therapeuten an: »Wenn ich dich unter meine Fittiche nehmen könnte! Jeden Tag einen Waldlauf, trotz Heulen und Zähneknirschen in den Bus, und nach ein paar Wochen wärst du wieder wie neu!«

Schlimmer noch sind die Hobbypsychologen, die andauernd auf unsere Kindheit zu sprechen kommen, Assoziationsspiele mit uns machen wollen und bohrende Fragen über unser Sexualleben, unsere geheimsten Phantasien und unsere Träume stellen.

Das kann einem echt an die Nerven gehen! Manchmal hat man schon gar keine Lust mehr, jemanden anzurufen, weil man fürchtet, daß dann wieder diese Privattherapie losgeht. »Hast du denn inzwischen mal ausprobiert, was ich dir letztens geraten habe?«, »Wie, du bist immer noch nicht allein rausgegangen?«, »Also, ich finde, so kann das nicht weitergehen! Du kannst doch nicht ewig so weitermachen! Also, wenn du mich fragst, ich glaube ehrlich gesagt ...« Es hat meist wenig Sinn, diesen wohlmeinenden Freunden deutlich zu machen, daß man ihre Vorschläge für unangebracht hält. Unsere Argumente werden nämlich mit Vorliebe als Versuche gewertet, uns vor etwas zu drücken.

Wir können also das Verhalten von Eltern, Verwandten, Freunden und Bekannten nicht ändern. Nichtsdestotrotz leiden wir unter ihrer Litanei und dem Druck, der uns daraus entsteht. Wir müssen uns also irgendwie wehren.

Auch hier ist zu betonen, daß Lügen keine gute Gegenwehr sind. Wenn wir lügen, tun wir das meist, weil wir uns schämen. Wir wollen den anderen und uns selbst nicht eingestehen, daß wir immer noch nicht den Mut gefunden haben, eine schwierige Situation anzugehen. Und Lügen bedeutet in diesem Falle auch, daß wir die Maßstäbe der anderen an uns anlegen. Wenn der »beste Freund« der Meinung ist, daß wir jetzt einige Dinge schon können müßten, glauben wir das manchmal selbst und sind doppelt frustriert. Dann setzt uns nämlich nicht nur der Freund unter Druck, sondern auch unser eigener Anspruch.

Wir degradieren uns, indem wir uns im Stillen Versager schimpfen und wütend auf uns selbst sind. Es ist ein Teufelskreis: Wenn wir uns selbst hassen, bekommen wir Angst, und weil wir Angst haben, hassen wir uns. Die »Ratgeber« streuen Salz in unsere Wunden, und wir fühlen uns immer mehr in eine schreckliche Enge getrieben. Wie kommt man aus diesem Teufelskreis heraus?

Das Wichtigste ist, uns unsere ganz eigenen Maßstäbe zu suchen. *Ich* bestimme, wann ich zu welchem Schritt bereit bin. *Ich* entscheide, welche Schritte als nächste kommen, welche noch zu groß sind und welche im Moment angemessen wären. Kein anderer Mensch ist in der Lage zu entscheiden, was für mich richtig ist. Ich muß mich vor niemandem rechtfertigen.

Verlassen Sie in Ihrer Vorstellung die Anklagebank, auf die Sie sich immer wieder setzen und setzen lassen. Es hat wenig Sinn, sich andauernd zu verteidigen. Um bei dem Bild einer Gerichtsverhandlung zu bleiben: Nehmen sie doch die Position des Sachverständigen ein! Denn niemand weiß über Ihre Situation besser Bescheid, als Sie selbst! Sie haben die Möglichkeit, sich Ihren Anklägern zu entziehen. Stellen Sie sich die folgenden Reaktionen auf die berühmten Sprüche vor:

»Du mußt es schon mir überlassen, was ich will, was ich nicht will, was ich kann oder was ich nicht kann.«

»Du bist zwar mein Freund, aber deshalb weißt du noch lange nicht besser als ich, was gut für mich ist.«

»Ich bin ja froh, daß du mir helfen willst, aber wie diese Hilfe aussieht, das möchte ich schon selbst entscheiden.«

So, oder so ähnlich, können Sie kontern, wenn Sie sich zu sehr bedrängt fühlen. Das Dumme an der Sache ist, daß man sich nicht traut, zu kontern, weil man Angst hat, dann fallengelassen zu werden. Wir schätzen den anderen im Moment als stärker ein. Wir brauchen ihn nötiger als er uns (das meinen wir jedenfalls). Wir fürchten uns, uns zu wehren, weil unsere Gegenwehr zur Folge haben könnte, daß wir alleingelassen werden. Eine Zwickmühle.

Entweder ständiger Druck oder das Zerbrechen einer Beziehung. Denn Einsamkeit ist augenblicklich das, was wir am meisten fürchten. Oft machen uns gerade diejenigen Druck, die auch für uns einkaufen gehen oder uns in ähnlicher Weise behilflich sind. Klar, sie wissen ja, daß wir in gewisser Weise von ihnen abhängig sind und können von daher ihre ganzen Machtbedürfnisse an uns ausleben.

Das hört sich bitterböse an, ist aber nicht ganz so gemeint. Ich wähle nur Extrembeispiele, um die Dinge zu verdeutlichen. Es ist nämlich umgekehrt ganz ähnlich. Wir haben mit unserer Angst auch eine ganze Menge Macht über andere. Wir üben moralischen Druck aus, indem wir so hilflos sind, daß andere sich außerstande sehen, unsere Bitten ohne ein schlechtes Gewissen abzulehnen. Das sind keine Vorwürfe, sondern Tatsachen, keine Charakterschwächen, sondern allgemein zwischenmenschliche Mechanismen.

Aber zurück zum eigentlichen Problem: Wie kann ich mich gegen einen Menschen wehren, den ich nicht verlieren will? Zunächst sollten Sie sich überlegen, *warum* Sie diesen Menschen nicht verlieren möchten. Haben Sie ihn gern? Sind sie froh, wenn er da ist? Finden Sie ihn sympathisch, lustig, bereichernd, tröstend? Oder brauchen Sie ihn eigentlich nur, weil er im Notfall eine Hintertür darstellt, weil er einkaufen geht, weil er immer zur Verfügung steht? Wollen Sie seine Hilfe, weil er zufällig zum Helfen bereit ist, oder wollen Sie wirklich *seine* Hilfe, weil sie ihm vertrauen, sich bei ihm wohlfühlen und ihn mögen?

Es kommt nämlich gar nicht so selten vor, daß Angstmenschen sich in der Not an »Freunde« wenden, die sie im Grunde gar nicht besonders mögen. Sie wissen nur, daß dieser Mensch buchstäblich hilfsbereit ist und nutzen das unter Vortäuschung falscher Tatsachen (= Freundschaft, Sympathie) aus. Einerseits verständlich, weil Angstmenschen jeden Strohhalm brauchen, um sich daran festzuhalten, andererseits ziemlich unverschämt. Angst ist nämlich keine Entschuldigung für Betrügereien.

Wenn Sie also einen hilfreichen Menschen kennen, den Sie eigentlich als unangenehm empfinden, dessen Hilfe Sie aber trotzdem immer wieder annehmen und der Sie dazu permanent mit seinen Sprüchen und Vorschlägen unter Druck setzt, dann sollten Sie Konsequenzen ziehen! Wehren Sie sich, auch wenn Sie eine Hilfestellung aufs Spiel setzen. Sie müssen sich gegebenenfalls Ihre Hilfe woanders suchen. Es ist für beide Seiten quälend, diese Beziehung so weiterzuführen. Sie machen sich gegenseitig Druck und nutzen sich gegenseitig aus.

Wer weiß, vielleicht wendet sich ja auch das Blatt, wenn Sie damit anfangen, sich gegen andauernde Ratschläge zur Wehr zu sezten! Womöglich haben Sie beide dann die Möglichkeit, in Ruhe über die Situation zu sprechen, und vielleicht erscheint Ihnen Ihr Gegenüber auf einmal gar nicht mehr so unangenehm.

Es ist in jedem Fall besser, eine bedrückende Situation zur Sprache zu bringen. Dabei kann man auch ruhig mal aggressiv werden und dem anderen ein: »Du nervst mich mit deinen ewigen Ratschlägen!« ins Gesicht sagen. Das befreit und macht Platz für ein ruhiges Nachdenken. Wenn Sie nämlich tierisch wütend auf ihre Freundin sind, haben Sie nichts davon, ganz lieb zu ihr zu sagen: »Du, versuch' doch mal, mir keine Tips zu geben.« Ihre Wut wird dabei nicht vergehen.

Es wäre aber auch falsch, monatelang zu allen Ratschlägen brav Ja und Amen zu sagen, um dann plötzlich ohne Vorankündigung zu explodieren. Trotzdem kommt es vor, und trotzdem kann es ungeheuer gut tun, wie ein feuerspeiender Drache über diese Sprüchemacher und Wochenendpsychologen hereinzubrechen.

Sie müssen, wie immer, mit Ihren Möglichkeiten, Fähigkeiten, Ängsten und Wünschen jonglieren und vorsichtig, tastend, ausprobieren, wo es lang geht. Aber bleiben sie dran! Lassen Sie sich nicht über Monate und Jahre unter Druck setzen! Hauen Sie mal zaghaft Ihre kleine Faust auf den Tisch – es muß ja erst einmal niemand sehen!

Es ist hier überhaupt nicht angesagt, in die Rolle des unverstandenen, fehlinterpretierten, vom Schicksal geplagten, armen, kranken, hilflosen Würmchens zu schlüpfen! Sie müssen nicht unbedingt zum Drachen werden, aber ab und zu ein bißchen Feuer zu speien, kann gar nicht schaden.

Stellen Sie sich mal wieder probeweise auf Ihre eigenen Füße. Es muß ja nicht jeder erfahren, daß Ihr Boden noch ziemlich wackelig ist. Wenn Sie Ihren Pseudotherapeuten hin und wieder deutlich machen, daß Sie sie *so* dringend gar nicht brauchen, könnte das sehr hilfreich sein.

Erzählen Sie Ihre Erfolge nicht wie ein braves Kind, das freiwillig den Abwasch gemacht hat, sondern lassen Sie Ihren Stolz anklingen, und bleiben Sie bei der Wahrheit: daß es nämlich sauschwer war, Angst gemacht und Überwindung gekostet hat. Falls dann das gefürchtete: »Ich habe dir doch gesagt, daß es geht!« kommt, können Sie sagen: »Es spielt überhaupt keine Rolle, ob *du* zu wissen glaubst, was ich kann. Wichtig ist, was *ich* mir zutraue.« Im übrigen müssen Sie Ihre Fortschritte ja auch nicht jedem bekanntgeben, schon gar nicht, wenn Sie das Gefühl haben, Ihren Ratgebern Erfolge präsentieren zu müssen, um weniger Druck zu bekommen.

Sie sehen, es ist ein schwieriger Seiltanz, mit unseren aufdringlichen Besserwissern umzugehen, ohne dabei irgendjemandem Unrecht zu tun. Aber wir können nicht wie Engel durch unser Leben wandeln. Es ist unmöglich, jedem gerecht zu werden und dabei auch noch unsere eigene Haut zu retten. Unser Verhalten verletzt manchmal andere und manchmal uns selbst. Es gibt keine Patentrezepte, weil jede Situation, jede Beziehung ihren ganz eigenen Charakter hat. Wir müssen immer wieder neu entscheiden, was zu tun ist. Das ist eine Form von Selbständigkeit, die schwer zu erlernen ist, aber auch eine Menge Freiheit schenkt.

Aber einen roten Faden haben Sie in diesem ganzen Wirrwar: Es geht immer um *Sie* und nicht um die anderen. Sie müssen für *sich* entscheiden, nicht für Ihre Mitmenschen. Das Hemd ist uns näher als die Hose, und manchmal müssen wir anderen schlechte Gefühle bereiten, weil wir sonst in eine Sackgasse geraten würden.

Also halten Sie sich tapfer, und lassen Sie sich nicht so lange Willenlosigkeit einreden, bis Sie selbst daran glauben. Halten Sie sich an Menschen, die Sie nicht unter so unerträglichen Druck setzen, sondern Ihnen Untestützung auf Ihrem Weg anbieten.

»Du fragst, wie andere auf meine Angst reagiert haben. Aus Unwissenheit oder auch aus Ignoranz haben sie die Situation wohl eher noch verschlimmert. Meine Mutter war einerseits überfürsorglich, andererseits erzählte sie selbst fremden Menschen, ich hätte wohl einen ›leichten Dachschaden‹. Jedesmal wenn ich das erfuhr, tat es unendlich weh.«

»Eigentlich wissen außer meiner Psychotherapeutin nur zwei Menschen über meine Problematik Bescheid. Die Reaktionen schwanken zwischen echter Anteilnahme und Unverständnis. Sprüche wie: ›Das kriegen wir schon hin!‹ oder ›so schlimm hört sich das alles gar nicht an!‹ habe ich auch von diesen von mir Auserwählten zu hören bekommen. Aber ich kann ihnen daraus keinen Vorwurf machen.«

»Andere Personen haben so reagiert, als wenn ich einen Kreislaufkollaps hätte. Aber mit der Zeit dann doch festgestellt, daß das wohl nicht chronisch sein kann und das irgendwie als Schauspielerei abgetan.«

»Wie oft hat man mich gefragt: Ja, wie ist denn das nur möglich? Du kannst doch nicht vor allem Angst haben! Was willst du denn tun, wenn wirklich mal Probleme auf dich zukommen?«

VIII. »Das ist nur der Kreislauf«

Die Weigerung, psychische Krankheiten zu akzeptieren

Auf dem Weg durch unsere Krankheit begegnen wir vielen Fallen, Stolperstricken und Hindernissen. Eine der schwierigsten Hürden, die wir zu nehmen haben, ist die Anerkennung einer psychisch bedingten Symptomatik.

Leider gibt es immer noch sehr viele Ärzte, die sich hartnäckig weigern, psychosomatische Aspekte einer Erkrankung überhaupt in Betracht zu ziehen. Dabei unterstelle ich keineswegs Böswilligkeit oder Ignoranz. Viele kommen erst gar nicht auf die *Idee*, nach psychischen Ursachen zu suchen. Wenn ein Arzt aber noch nicht einmal hellhörig wird, wenn Kreislaufschwächen grundsätzlich nur in der Öffentlichkeit auftreten und bei der Rückkehr in die eigenen vier Wände sofort verschwinden, dann erscheint mir das doch sehr merkwürdig.

Natürlich muß zunächst durch Untersuchungen festgestellt werden, ob ein organischer Befund vorliegt. Aber was ist, wenn keinerlei Anzeichen für eine Krankheit gefunden werden? Und überhaupt – sollte man bei kranken Menschen nicht grundsätzlich deren seelische Verfassung mit in Betracht ziehen?

Wenn mit aller Gewalt eine organische Erkrankung gesucht wird, so erscheint mir das, als würde die kompliziertе Lösung der einfachen vorgezogen. Warum geschieht das so häufig?

Zunächst könnte man ganz pragmatisch vermuten, daß

Allgemeinmediziner an psychischen Erkrankungen nur wenig verdienen können. Dieses Argument hat womöglich in vielen Fällen seine Berechtigung, schürt aber nur ein Mißtrauen, das zur Klärung der Situation wenig beiträgt.

Für viele Ärzte gilt sicherlich, daß sie so viele Patienten annehmen, daß so gut wie keine Zeit für Gespräche bleibt. Da geht es dann eher zu wie in der Autowerkstatt, wo die »kaputten« Einzelteile einer Prüfung unterzogen werden. Ich glaube aber auch, daß es Patienten gibt, die richtiggehend empört wären, wenn ihr Arzt sie nach psychischen Problemen fragen würde. Unaufgeklärterweise fühlten sie sich dann als »verrückt« eingestuft. Viele Menschen *wollen* vom Arztbesuch mit einer Packung Tabletten nach Hause gehen, die die Beschwerden abstellen. Da wird sich so mancher Mediziner hüten, nach seelischen Mißständen zu fragen!

So kann es kommen, daß Menschen mit (offenen oder verkappten) Angstsymptomen einer Unmenge komplizierter Untersuchungen unterworfen werden, eventuell sogar »zur Beobachtung« ins Krankenhaus müssen, ohne daß wirklich herausgefunden werden kann, worunter der Patient leidet. Was kann man tun?

Das Problem besteht darin, daß *wir selbst* häufig nur unsere körperlichen Symptome zum Arzt tragen und schier verzweifeln, wenn der dann »nichts findet«! Aber auch der beste Arzt kann uns nicht helfen, wenn wir mit der Hälfte der Probleme hinterm Berg halten!

Angstpatienten können es geradezu darauf anlegen, hundertfach untersucht und durchgecheckt zu werden. Sie wollen unbedingt organisch krank sein. Und wenn der eine Arzt nichts findet, wird der nächste konsultiert, und wenn der etwas von Psychosomatik sagt, werden die Ohren auf Durchzug gestellt.

Leider, leider haben wir eine merkwürdige Furcht davor, psychisch krank zu sein. Wir fürchten uns davor, daß unsere Gefühle so viel Einfluß haben können. Wir haben Angst, selbst für unsere Gesundheit verantwortlich zu sein, und uns schrecken natürlich auch Vorurteile.

Wir sind mit Spritzen, Pillen, Salben, Pflastern und Hustensaft aufgewachsen, aber wir haben nicht gelernt, mit der eigenen Traurigkeit, der eigenen Angst umzugehen. Diese Hilflosigkeit, die wir gegenüber unseren sich plötzlich aufbäumenden Gefühlen empfinden, veranlaßt uns, lieber nach einem »technischen Defekt« zu suchen, den der Doktor dann beheben kann.

Wir müssen lernen, nicht mehr zwischen »entweder psychisch oder organisch« zu unterscheiden. Das gehört zusammen. Wir existieren ja auch nicht nur psychisch oder nur körperlich. Wenn der Körper Schmerzen hat und die Seele auch Schmerzen hat, müssen beide behandelt werden – zusammen, als ein Ganzes.

Genauso wie die Seele unter großen körperlichen Schmerzen leidet, leidet der Körper unter großen seelischen Schmerzen. Das leuchtet doch ein, oder?

Irgendwann, früher oder später, kommt der Tag, an dem einem endlich klar wird, daß alles nichts nützt, wenn man sein Verhalten, seine Lebensumstände nicht ändert. Nur ziehen wir den Weg dorthin meistens unnötig in die Länge. Denn oft ist der einzige Grund, etwas zu verändern, der, daß man den alten Zustand einfach nicht mehr ertragen kann. In der Klinik sagten wir manchmal über Mitpatienten, die stur darauf bestanden, daß in ihrem Leben – wären da nur nicht die Angstzustände – alles in Ordnung sei: »Dem geht es noch nicht schlecht genug!«

Das hört sich sehr böse an, ist aber die reine Wahrheit, die wir alle selbst an uns erfahren mußten. Es braucht einen bestimmten Leidensdruck, um sich endlich auf den

Gedanken einzulassen, daß die Seele krank ist, daß etwas in der eigenen Lebenssituation nicht stimmt.

Das Problem liegt einfach darin, daß so viel Unkenntnis über psychosomatische Erkrankungen herrscht. Immer noch hat dieses Wort den Beigeschmack von Irrenhaus.

Nur den wenigsten von uns ist gleich nach den ersten Angstanfällen klar, daß unser Seelenleben aus dem Gleichgewicht geraten ist – besonders dann nicht, wenn körperliche Symptome im Anfall vorherrschen. Vielleicht wollen wir auch gar nicht wissen, daß wir psychische Probleme haben und verlegen uns darauf, organisch erkrankt zu sein. So geschieht es dann oft, daß nach dem ersten Anfall eine Odyssee beginnt, bei der wir von Arzt zu Arzt laufen, um endlich jemanden zu finden, der eine organische Diagnose stellt.

Wir sagen: »Ich habe so furchtbare Kreislaufprobleme«, und der Arzt sagt: »Ihr Blutdruck ist völlig normal!« Wir vermelden Herzrhythmusstörungen, Erstickungsanfälle oder Schweißausbrüche, uns wird aber nur gesagt, daß an uns absolut keine auffälligen Befunde festzustellen sind. Das kann einen zum Wahnsinn treiben, denn wir *spüren* doch die Symptome ganz deutlich!

Mit der Zeit wird es richtig peinlich, immer wieder gesagt zu bekommen, daß wir »gesund« sind. Wir schämen uns, weil wir glauben, daß wir für Simulanten gehalten werden und kommen manchmal zu dem Schluß, daß uns niemand helfen kann.

Schlimmer noch ist es, wenn wir anfangen, unsere Symptome selbst nicht mehr ernst zu nehmen, uns für verrückt zu halten und auf uns selbst wütend zu sein, wenn die Symptome wieder auftreten.

Eine weitere Gefahr besteht darin, daß so mancher Arzt Medikamente verschreibt, die beispielsweise den Blutdruck erhöhen, die Herzfrequenz beeinflussen oder gegen

Asthmaanfälle wirken. Solche Medikamente haben in der Regel gravierende Nebenwirkungen, die noch zusätzlich krank machen können. Eine besonders vertrackte Folge von verschriebenen Medikamenten kann sein, daß man sich an sie wie an einen Strohhalm klammert. Da ist etwas, das hilft mir! Man traut sich kaum noch, ohne Medikamente aus dem Haus zu gehen und wird nervös, wenn der Pillen- oder Tropfenvorrat zur Neige geht. Manche erhöhen in ihrer Not die verordnete Dosis oder schlucken alles durcheinander. Hier wirkt das Gefühl, endlich etwas gegen diese Zustände unternehmen zu können. Es besteht die Gefahr einer psychischen Medikamentenabhängigkeit!

Es ist nur zu verständlich, daß Menschen mit Panikanfällen sich sehnlichst wünschen, ein Mittel zu haben, das diesen schrecklichen Zustand abschwächt oder gar ganz verhindert. Niemand sei verurteilt, der Hilfe aus der Pillenschachtel sucht. Verurteilt seien jedoch diejenigen unter den Ärzten, die verantwortungslos Medikamente verabreichen, welche schwere Nebenwirkungen erzeugen oder gar zu körperlicher Abhängigkeit führen können.

Eine Medikation ist wohlgemerkt nicht grundsätzlich falsch. Nur sollte man sich über Vor- und Nachteile bewußt sein und die Angemessenheit der Mittel gut abwägen. Bei Menschen, die von häufigen Angstzuständen derart geschwächt sind, daß sie kaum noch Schlaf finden und nicht mehr in der Lage sind, sich um ihren Zustand Gedanken zu machen, kann ein Beruhigungsmittel sicherlich sehr hilfreich sein. Wer einen verantwortungsvollen Arzt findet, kann mit ihm in Ruhe über Wirkung und Nebenwirkung eines Medikamentes sprechen.

Wie gesagt, ich bin keine Ärztin, aber ich will es trotzdem wagen, einige grundsätzliche Punkte zu nennen, die jeder Betroffene beachten sollte:

* Nehmen Sie kein Medikament, wenn keine dazugehörige Diagnose vorliegt. Also z. B. bei normalem Blutdruck kein Mittel, das den Blutdruck senkt oder erhöht.

* Lesen Sie grundsätzlich die Packungsbeilage, und achten Sie auf die angegebenen Nebenwirkungen und besonders auf Sätze wie: »Kann bei längerer Einnahme zur Abhängigkeit führen«.

* Erhöhen sie niemals ohne Absprache mit dem Arzt die vereinbarte Dosis.

* Seien Sie mißtrauisch, wenn Ihnen Ihr Arzt etwas verschreibt, ohne Sie vorher über seine Diagnose und seine Behandlungspläne informiert zu haben. Lassen Sie sich nicht mit »Nehmen Sie das mal, dann wird es Ihnen besser gehen« abspeisen.

* Mißtrauen Sie jedem Arzt, der Sie nicht über die Suchtgefahr eines Medikamentes unterrichtet, das er Ihnen verschreibt (siehe Packungsbeilage).

* Unternehmen Sie auf keinen Fall eine Selbstmedikation mit gefährlichen Mitteln. Also: Lassen Sie sich nicht von wohlmeinenden Bekannten oder Verwandten verschreibungspflichtige Mittel in die Hand drücken! Auch viele frei verkäufliche Beruhigungsmittel sind auf Dauer nicht zu empfehlen.

* Versuchen Sie nicht, sich durch Alkohol zu beruhigen oder zu betäuben. Es besteht Suchtgefahr!

Das klingt nun alles sehr bedrohlich, aber machen Sie sich nicht unnötig bange. Beraten Sie sich mit einem Arzt, zu dem Sie Vertrauen haben. Legen Sie ihm Ihre möglichen Vorbehalte gegen Medikamente dar, fragen Sie ihn, ob Ihr Leiden nicht erst einmal anders behandelt werden könnte.

»Auf der Suche nach einem Therapeuten kam ich zu einem Neurologen/Psychotherapeuten, der mich direkt nach einem ersten Zehn-Minuten-Gespräch mit Neuroleptika versorgen wollte. Für den war sofort alles nach Schema-F geregelt: Aha, Vater tot, seitdem Angstzustände! Der hat mich gar nicht erklären lassen, daß ich nicht mit dem Tod meines Vaters, sondern erst viele Jahre später Angst bekommen habe. Als ich sagte, ich wolle doch lieber Therapiegespräche als Medikamente, meinte er, ich sollte eben so lange mit den Neuroleptika die Symptome verhindern, bis ich durch seine Therapie sowieso keine mehr hätte. Zack, zack ging das. Ich ließ mir erst mal den Waschzettel von diesem Medikament geben. Was ich da gelesen habe, hat mir die Entscheidung nicht schwer gemacht: dann doch lieber Angstzustände! Was habe ich davon, wenn ich einkaufen kann, dafür aber in ständiger Panik vor Nierenschäden, Lähmungen oder anderen furchtbaren Nebenwirkungen lebe?«

»Die erste Ärztin, die ich mit meinen Kreislaufsymptomen aufsuchte, verschrieb mir ein homöopathisches Mittel zur Regulierung des Blutdrucks. Als das nicht half, verordnete sie mir Tabletten, die schon einige gravierende Nebenwirkungen in der Pakkungsbeilage verzeichneten. Als auch diese keine Wirkung auf meinen Zustand zeigten, rief ich die Ärztin an. Ich erklärte ihr, daß die Tabletten nicht helfen. Trotz meiner Äußerung, daß ich meine Symptome für psychosomatisch halte, sagte die Ärztin wörtlich: »Da müssen wir eben härtere Geschosse auffahren!« Sie verordnete mir wiederum ein stärkeres Kreislaufmedikament. Daraufhin ging ich zu einer anderen Ärztin und war sehr froh, als ich eine Weile mit ihr redete. Ich erzählte von meinen Sym-

ptomen und hatte das Gefühl, daß diese Frau endlich die »richtigen« Fragen stellte. Sie war auch der Meinung, daß meine Krankheit psychische Ursachen hat und empfahl mir, über eine stationäre Therapie nachzudenken. Von ihr bekam ich ein sanftes, pflanzliches Beruhigungsmittel: Ich kann nicht genau sagen, ob es mir wirklich geholfen hat, aber mir war wichtiger, daß diese Ärztin vorsichtig mit mir umging, mir geduldig zuhörte und meine eigenen Vermutungen über meinen Zustand sehr ernst nahm. Als ich sie einmal nachts in einem extremen Panikzustand anrief, kam sie sofort und injizierte mir ein starkes Beruhigungsmittel, das auch sehr schnell wirkte. In der Not war sie bereit, mir auch mit »harten Geschossen« zu helfen, aber sie hätte mir nicht auf Dauer so schwere Medikamente verschrieben.«

»Ich denke, ich war wohl diejenige, die als einzige wußte, daß ich nicht körperlich, sondern psychisch krank war. Wenn meine Eltern oder mein Mann es vielleicht auch geahnt haben, haben Sie sich doch oft für mich geschämt. Als ich mich intensiv über diese Krankheit informiert habe, war ich von Zeit zu Zeit verzweifelt und habe oft die Hoffnung auf eine Besserung aufgegeben.«

»Es kam eine Zeit, in der ich monatelang ohne Erfolg von einem Arzt zum anderen ging. Die tollsten Diagnosen wurden erstellt. Ich wurde mit starken Herzmedikamenten behandelt, mir wurden tatsächlich die Mandeln herausgenommen oder ich wurde von Ärzten belächelt. Ich merke, wenn ich das schreibe, kommt immer noch Wut in mir hoch.«

»Als ich anfing, mir Gedanken über die Symptome meiner Angst zu machen, habe ich diese als rein körperliches Problem gesehen und nicht als psychisches. Mit der Häufigkeit der Arzttermine, die nichts oder nur wenig brachten, schwand der Glaube an eine einfache Lösung der Probleme mit Hilfe von Medika-

menten oder gutem Zureden. Es kam der Punkt, an dem ich so unglücklich mit der Situation war, daß ich nach anderen Lösungen suchte, die ich bisher immer ausgeschlossen hatte. Man könnte das einen Umdenkungsprozeß nennen, zu dem ich von mir selbst gezwungen wurde, weil ich keinen Ausweg mehr sah.«

»Zu Anfang meiner Angstzustände habe ich versucht, die Symptome zu bekämpfen. Dabei habe ich die unterschiedlichsten Mittel probiert. Das fing mit Medikamenten gegen die Magenschmerzen an, ging mit Kreislaufpräparaten weiter und endete mit starken, süchtig machenden Beruhigungspillen. Alle diese Krücken haben Nebenwirkungen und können nur für kurze Zeit einen Ausgleich und somit ein Wohlbehagen hervorrufen. Heute versuche ich, nur noch zu bestimmten Gelegenheiten und gezielt Beruhigungstabletten zu verwenden, aber meistens ganz darauf zu verzichten.«

Manchmal ist es ein langer Weg vom ersten Angstanfall zum richtigen Arzt. Es muß abgeklärt werden, ob wirklich kein organischer Befund vorliegt und man muß zu der Einsicht gelangen, daß selbst so gravierende Leiden rein psychisch sein können und einer psychotherapeutischen Behandlung bedürfen.

Also: nicht aufgeben und sich nicht scheuen, mehrmals den Arzt zu wechseln. Fragen Sie in Ihrem Bekanntenkreis nach einem verständnisvollen Arzt, der sich auch für ein längeres Gespräch Zeit nimmt.

Wenn Sie Symptome haben, mit denen Sie sich nicht in die Öffentlichkeit trauen, lassen Sie es sich ruhig etwas kosten, und fahren Sie mit einem Taxi zum Arzt. Nehmen Sie eine Vertrauensperson mit, fragen Sie Freunde oder Verwandte, ob sie Sie zum Arzt bringen. Wenn das alles nicht möglich ist, geben Sie sich einen Ruck und bitten um einen Hausbesuch des Arztes – es ist Ihr gutes Recht. Ein

Arzt, der kein Verständnis dafür hat, wenn jemand in der Öffentlichkeit Panikattacken erleidet, ist der falsche Arzt.

Der wichtigste Schritt auf diesem Weg ist jedoch, sich nicht für die eigene Kankheit zu schämen. Es ist wahrhaftig keine Schande, psychisch erkrankt zu sein. Ganz im Gegenteil. Eine psychosomatische Symptomatik zeigt einfach nur, daß ein Mensch nicht mehr bereit ist, einen bestimmten Zustand zu ertragen. Angstsymptome, Depressionen, Eßstörungen etc. sind Zeichen der Auflehnung, des Protestes gegen unwürdige Lebensumstände. Mir sind diejenigen, die protestieren, lieber, als Dulder, die sich damit abfinden, in einer miesen Situation zu stecken und keinen Spaß im Leben zu haben.

Neurotiker in der Akutphase sind nur sehr schwer zu ertragen, aber diejenigen, die aus ihrem passiven Protest mit Symptomen ein aktiv selbstverantwortliches Leben gemacht haben, sind wundervolle Menschen. Sie haben sehr viel Größeres geleistet als diejenigen, die »durchhalten«, sich »zusammenreißen« und auf die Frage »Wie geht's?« mit »Es muß ja!« antworten.

Psychosomatische Krankheiten sind schlimm, aber sie sind nichts, wofür man sich schämen muß. Wenn irgend jemand glaubt, eine Neurose sei so etwas wie Wahnsinn und eine Psychotherapie ein Aufenthalt in der Gummizelle, dann soll *der* sich wegen seiner grenzenlosen Unwissenheit schämen!

Interview:

»Die Hände vor die Augen legen und durch die Finger blinzeln.«

Als ich mit meinen Recherchen für dieses Buch begann, setzte ich Anzeigen in Zeitungen: »Suche für Beiträge zu einem Selbsthilfebuch Menschen, die Angstzustände haben oder hatten.«

Alle Betroffenen, die sich meldeten, bekamen von mir einen Fragekatalog mit der Bitte, mir die Antworten zuzuschicken. Ich war erstaunt, wieviel Mühe sich viele machten, von denen ich wirklich seitenlange Berichte ihres Leidensweges erhielt. Diese Berichte bestärkten mich immer mehr in meinen Vorhaben, dieses Buch zu schreiben.

Immer wieder waren es Vorurteile, fehlende Informationen und beschränkte Hilfsangebote, die den Betroffenen diese ohnehin schon furchtbare Situation noch schwerer machten. Ich habe viele der Antworten von Betroffenen einzeln in den Kapiteln wiedergegeben.

Einen Bericht, der die Notlage von Betroffenen sehr deutlich macht und auch viele Fallstricke und Behinderungen auf dem Weg zur Besserung beschreibt, möchte ich hier im Ganzen wörtlich wiedergeben.

Die Leidensgeschichte von Gabi (der Name ist geändert) zeigt, daß oft unsere lieben Mitmenschen, die nur unser Bestes wollen, diejenigen sind, die uns daran hindern, aus der Angst herauszukommen. Wir sollten anfangen, uns nicht mehr von liebenden Eltern oder zartfühlenden Ärzten in die Irre führen zu lassen!

Hier Gabis Bericht:

Wie sahen in der Regel deine Angstanfälle aus?

Körperlich waren es Herzrasen, Atemnot, Schwindelgefühl und Übelkeit. Ich hatte Todesangst! Ich dachte: ›Gleich wirst du sterben, denn du darfst keinen Arzt holen. Das ist alles nur psychisch. Oder soll ich vielleicht doch lieber Hilfe holen? Es kann doch auch bei dir mal was Ernstes (also ein organisches Leiden) vorliegen. Nein, doch nicht bei dir! Wenn sie mich mal tot hier finden, dann werden sie es begreifen. Oder soll ich vielleicht doch lieber Hilfe holen? . . .

Erzähle von deinem ersten Angstanfall.

Ich kann keinen ersten Anfall benennen, denn laut Aussage der Fachleute leide ich schon seit frühester Kindheit unter dieser Krankheit. Als Kind sieht nur das Erscheinungsbild anders aus. So bin ich schon als Sechsjährige auf der Straße, in der Schule, beim Arzt etc. zusammengeklappt bzw. in Ohnmacht gefallen. Die Diagnose »Vegetative Dystonie« wurde schon damals für psychosomatische Erkrankungen angewandt und ist mir sehr vertraut. Als Kind nahm ich diesen Krankheitsnamen sehr ernst und sprach davon ohne Scheu. Zudem fand man einen niedrigen Blutdruck, was bekanntlich behandelbar ist. Einer aus der Vielzahl der Ärzte machte uns sogar die Freude und fand einen leichten Herzdefekt, so daß meine Mutter die herzkranke Tochter pflegen konnte. Leider bestätigte kein weiterer Arzt dieses Bild.

Als ich erwachsen war und meine ABM-Maßnahme vertragsgemäß auslief, brach ich mit den oben beschriebenen Symptomen am letzten Arbeitstag auf dem Nachhauseweg im Auto zusammen. Meine Mutter hatte von einem neuen jungen Arzt gehört und meldete uns dort an. Dieser junge Mann hörte sich meine Krankengeschichte, sowie den Anlaß unseres Besuches an, um dann festzuhalten: »Das ist seelisch bedingt! Ihre Tochter ist sehr sensibel.« Da er jedoch auch dafür bzw. dagegen ein Medikament verordnete, hielt sich die Empörung meiner Mutter in Grenzen.

Ab diesem Zeitpunkt begann meine bewußte Leidensgeschichte unter dem seelischen Aspekt. Es folgten Krankenhausaufenthalte (nur zur Beobachtung auf inneren Abteilungen) und eine Vielzahl von »Check-ups«, natürlich mit EKG und EEG. Alle blieben ohne Befund – leider?! Daß es sich dabei um Angstanfälle handelte, weiß ich erst, seit vor zwei Jahren irgendeiner der vielen Ärzte von »Herzneurose« sprach und ich mir daraufhin medizinische Literatur besorgte.

Dort erst einmal Fuß gefaßt, fand ich eine Menge Bücher zum Thema. Meine Eigendiagnose verstärkte sich, als ich durch Zufall (?) eine Betroffene kennenlernte, die mir bereitwillig von ihrem Weg erzählte. Die erste offizielle Bestätigung erfuhr ich vor einem Jahr in einer psychosomatischen Klinik. Dort sagte mir der Fachmann: »Ja, Sie leiden unter Angstanfällen!«

Wie haben andere auf deine Angstanfälle reagiert?

Meine Eltern »vorher«: Paß auf dein Herz auf. Übernimm dich nicht. Was können wir für dich tun? Ich kenne einen neuen Arzt! »Nachher«: Reiß dich zusammen! Dir geht es doch so gut! Du stellst dich nur an. Du spinnst! Das kann nicht sein. Du warst schon immer ein sensibles Kind und konntest dich nicht durchsetzen.

Doch wenn ich mich schlecht fühle und meine Eltern bitte, zu kommen, sind sie sofort zur Stelle.

Mein Lebenspartner: Geh zum Arzt. Bewege dich

mehr. Mach mal eine Diät, dann fühlst du dich besser. Denk nicht so viel nach. Ich verstehe das nicht. Erzähle mehr von dir. Mach dir nicht so viele Sorgen. Das ist nicht normal.

Ärzte: Schon wieder so ein kleines Sensibelchen! Legen Sie sich ein dickeres Fell zu. So eine nette Frau wie Sie!

Was hilft dir im Angstanfall?

Ablenken durch Musik oder Fernsehen. Vielleicht auch jemanden anrufen, nur um zuzuhören bzw. mich auf dessen Probleme zu konzentrieren. Grundsätzlich fühle ich meinen Puls und zähle, ob er normal, erhöht oder schwach ist. Hinlegen und versuchen zu schlafen. Seit ich in Therapie bin, frage ich mich auch, was den Anfall ausgelöst hat, um durch eine eigene, kleine Analyse zu gehen. Versuche mit Autogenem Training oder Yoga sind gescheitert.

Was tust du, um keinen Anfall zu bekommen?

Gar nichts. Die Anfälle kommen, oder sie bleiben weg.

Hast du Symptome vor anderen geheimgehalten?

Früher bin ich eher unbelastet mit meinen Anfällen umgegangen, d. h. ich habe meine Eltern oder meinen Freund informiert und auch anderen davon erzählt. Heute erfährt es niemand mehr, wenn ich einen Anfall habe. Das Unverständnis, das negative Attribut von »psychosomatisch« und die dummen Sprüche haben auf Dauer dazu beigetragen, daß ich die Symptome verberge. Nur ein genauer Beobachter und Kenner meiner Geschichte würde einen Anfall aufgrund meines Pulsfühlens bemerken.

Wie war es für dich, auf fremde Hilfe angewiesen zu sein?

Meine Krankheit hat mich nie offen isoliert, d. h. ich bewege mich völlig frei, fahre Auto und führe nach außen hin ein ganz normales Leben. Der Wunsch nach »Verkriechen« ist zwar da, doch ich zwinge mich zu allen notwendigen Verrichtungen, Vergnügungen etc. So bin ich sehr erfolgreich auf der beruflichen Karriereleiter, arbeite als Geschäftsführerin, bin ehrenamtlich im psychosozialen Bereich tätig und niemand vermutet, daß ich unter Angstzuständen leide.

Im Gegenteil: mich bezeichnet man im allgemeinen als starke und selbstbewußte Frau, die ihren Weg/Platz im Leben gefunden hat.

Wie wurde dir klar, daß du nicht körperlich, sondern psychisch krank bist?

Mir ist bis heute nur im Kopf klar, daß ich psychisch krank bin. Mein innerstes Gefühl sagt mir immer, vielleicht ist da doch was im Körper nicht in Ordnung. Ehrlich gesagt wäre es mir auch lieber. Aufgrund meiner eigenen Stigmatisierungen der psychisch Kranken möchte ich einfach nicht dazugehören. Nur mein Kopf sagt, du bist körperlich gesund, denn von der Vielzahl der Anfälle bleibt nichts zurück. Zudem stört es mich ungemein, daß z. B. mein Hausarzt alle Wehwehchen als psychosomatisch einordnet. So habe ich mir im letzten Jahr das Bein gebrochen und mir wurde gesagt: »Ja, ja, auch ein Beinbruch kann psychische Ursachen haben!« Ich will und kann doch auch einmal »richtig« krank sein, oder nicht?

Wie kam es, daß du dich für eine Therapie entschieden hast?

In den letzten Jahren wurden die Anfälle schlimmer. Doch ich lernte eine andere Betroffene kennen. Sie gab mir den Rat, etwas zu tun und die Adresse einer Klinik für Psychosomatik. Zudem machte mich ein Bericht in einer psychologischen Fachzeitschrift auf ein Verhaltenstraining in Marburg aufmerksam. Recherchen ergaben, daß diese Methode auch in meiner Stadt angewandt wird. So hatte ich zwei Eisen im Feuer. Doch die Wartezeiten waren und sind enorm lang. An der Uni muß man zur Zeit fast ein Jahr auf ein Erstgespräch warten. In der Klinik waren es nur sechs Wochen. Doch die Gespräche waren niederschmetternd, und ich fühlte mich auch wieder ganz gut. Dann wurde mein Zustand entsetzlich. Ich war kaum in der Lage zu arbeiten. Nur Disziplin und Willen zwangen mich zum Durchhalten. Ich mußte etwas tun. Ein Bekannter gab mir die Adresse eines frei praktizierenden Therapeuten, und dort bin ich bis heute.

Beschreibe das Gefühl, als du Leute kennenlerntest, die die gleichen Symptome und Probleme hatten wie du.

Die Freude über das Kennenlernen von Mitbetroffenen war unbeschreiblich. Endlich Leute, die wußten, wovon man sprach. Die insbesondere die Angst und das Gefühl kannten, verrückt zu werden; die nachts auf dem Balkon umherlaufen, um Luft zu bekommen; die im Auto sitzen und überlegen, wo die nächste Notrufsäule, Raststätte, Hilfe ist. Menschen, die auf Reisen vorkalkulieren in Menschennähe zu sein, die sich vor Abenteuertouren fürchten, weil dort Telefone fehlen. Und die dennoch alle ein ganz normales Leben führen, nach außen hin stark und selbstbewußt wirken.

Wovor fürchtetest du dich vor der Therapie und was erhofftest du dir davon?

Die Therapie machte mir Angst, doch mehr wie ein Horrorfilm: Hände vor die Augen legen und durch die Finger blinzeln, denn ich weiß nicht, was dort geschieht. Viele Dinge auszusprechen ist unangenehm, teilweise unmöglich. Die Vielfalt der Therapiemöglichkeiten verwirrt. Was ist das beste für mich?

Das Vorgespräch in der Klinik war katastrophal. Allein schon diese Krankenhausatmosphäre! Der Arzt war sehr nett, doch seine Ausführungen machten mir Angst. »Sie haben sich die Angst antrainiert, wir trainieren sie Ihnen wieder ab. Vorher machen wir ein spezielles EEG (über 3 Stunden), denn wir wissen, wo die Angst im Gehirn sitzt. Um jeglichen Schaden dort vorab festzustellen, ist das notwendig. Melden Sie sich bei der Schwester für einen Termin.« Der Arzt hat nie mehr etwas von mir gehört.

Bei meinem privaten Therapeuten fand ich mehr Verständnis und Vertrauen. Er stellte mir seine Vorgehensweise der Gestalttherapie vor. Nach zwei Stunden Gespräch sollte ich nur sagen *»Ich will«*, doch ich konnte nicht. Wie die Katze um den heißen Brei, ging ich mehrmals zur Tür und wollte mir alles überlegen, doch er ließ mich so nicht gehen. Unter dem inneren Druck meines Bekannten (der mir die Adresse gegeben hatte) brachte ich schließlich ein klägliches »Ich kann es ja mal versuchen« zustande. Auch heute, wo mir die Sitzungen schon effektiv weitergeholfen haben, denke ich häufig über die Notwendigkeit der Therapie nach. Manchmal möchte ich einen Termin absagen oder fühle mich kurz vorher sehr unwohl. Ich denke oft, daß nur der Wille, mit dem ich bis jetzt mein Leben erkämpft habe, mich auch zwingt, die Therapie durchzustehen bzw. mitzumachen.

Wie hast du versucht, Situationen zu üben, in denen du normalerweise Angst hast?

Meine Angstsituationen sind noch zu diffus, um sie beim Schopf zu packen.

Versuche die wichtigsten Aspekte der Zeit zu beschreiben, in der du deutliche Besserung spürtest.

Ich kann noch keine Besserung erkennen. Langsam lerne ich, im Angstzustand seine Ursachen zu hinterfragen, um dann später einmal anders damit umgehen zu können.

Möchtest du sonst noch etwas zu dem Thema sagen?

Ich glaube, daß ein wesentlicher Aspekt der Angstzustände Wutanfälle sind. Ich weiß für mich, daß ich nicht Angst habe, sondern wütend bin. Die körperlichen Symptome von Wut und Angst sind ähnlich. Ich habe nie gelernt, meiner Wut Ausdruck zu verleihen, denn man könnte mich dann ja nicht mehr liebhaben. Auch Gespräche mit Betroffenen drücken oft sehr viel Wut aus. So sagte mir neulich jemand: Die Begegnung mit der Frau XY schafft mich so, daß ich manchmal nach einem Besuch bei ihr Angstzustände bekomme. Bei der Beschreibung eines solchen Besuchs wurde er jedoch immer wütender.

Das Thema Angstzustände wird aber im allgemeinen so behandelt, als ob dort liebe kleine Leute mit etwas Bösem konfrontiert werden. Über den Wutaspekt sollte meiner Meinung nach etwas stärker diskutiert werden.

Diesen Bericht von Gabi erhielt ich im März 1992. Im Juni 1993 bekam ich von Gabi folgenden Brief:

Hallo Claudia,
vielleicht interessiert es Dich, wie es mir geht. Mit einem Wort »prima« bezüglich der Angstzustände. Ich habe im Januar '93 meine Gestalttherapie nach zwei Jahren beendet. Das erscheint auf den ersten Blick lange, doch aufgrund meiner beruflichen Angespanntheit waren es tatsächlich nur ca. 35 Sitzungen.

Mit Hilfe meines tollen Therapeuten ist es mir gelungen, die Angstzustände zu überwinden. Natürlich sind auch weiterhin Probleme da, aber ich versuche, sie anders zu lösen bzw. mich ihnen zu stellen. Somit muß mein Körper nicht psychosomatisch reagieren. Zudem habe ich gelernt, daß meine intuitive Einschätzung der Ursache (nämlich *Wut*) richtig war.

Damit kann ich meinen Beitrag zu Deinem Buch positiv abschließen. Die lange Zeit der Herz- und Kreislaufschwächen ist vorbei, aber zugegeben: manchmal fehlt auch eine Ausrede zum Zurückziehen. Falls Du noch Kontakt zu Betroffenen hast, meine Bitten:

- Mach weiter mit dem Buch!
- Mache Mut, daß Hilfe gesucht wird!

In diesem Sinne, herzlichst
Gabi

IX. An wen soll ich mich wenden? Wer ist zuständig?

Die meisten Angstneurotiker gelangen irgendwann an einen Punkt, an dem sie merken, daß es so nicht weitergehen kann. Man spürt, daß sich etwas ändern muß und daß man dringend Hilfe braucht. Trotzdem fällt der Schritt, sich um Hilfe zu bemühen, sehr schwer. Wenn man sich nämlich einmal entscheidet, zum Arzt zu gehen, dann macht man das Vorhaben, etwas zu ändern, konkret; dann läuft man »Gefahr«, auch die Konsequenzen tragen und sich auf Veränderungen einlassen zu müssen. Denn es gibt nur eine Hilfe bei schweren Angstzuständen: Therapie. Und Therapie bedeutet Veränderung und Arbeit.

Ich möchte Ihnen helfen, diese Angst vor dem Unbekannten, auf das man sich einläßt, zu überwinden.

Versuchen Sie das Ganze zunächst so zu betrachten, daß Ärzte und therapeutische Institutionen dazu da sind, Ihnen zu *helfen* und nicht, um etwas von Ihnen zu fordern. Bedenken Sie auch, daß Sie bei weitem kein Einzelfall sind und sich niemand über Ihre Symptomatik wundern wird. Sie müssen nur an die richtige Stelle, den richtigen Arzt, die richtige Klinik gelangen.

Da ist die Ratlosigkeit natürlich erst einmal groß. Wer kennt sich schon mit Therapeuten und Kliniken aus? Einen guten Zahnarzt kann man sich vielleicht noch empfehlen lassen, aber die wenigsten Menschen können ohne weiteres auf Erfahrungen mit verschiedenen Psychotherapeuten zurückgreifen.

Am günstigsten ist es, wenn Sie einen Hausarzt haben, dessen Ratschlägen Sie vertrauen. Der kann Sie nämlich auf Ihren Wunsch hin zu einem Psychotherapeuten überweisen. Er wird sicherlich auch wissen, an *wen* er Sie überweist. Wenn Sie aber keinen solchen Arzt kennen, dann müssen Sie es auf eigene Faust versuchen.

Es ist gar nicht so schwer. Schnappen Sie sich Ihr Branchen-Buch und schlagen Sie die Seiten mit den Ärzten auf. Dort finden Sie die Rubrik »Psychiater/Neurologen«. Tja, und dann picken Sie sich einfach welche heraus. Es besteht auch die Möglichkeit, sich bei der Krankenkasse eine Liste der Therapeuten Ihres Wohnortes geben zu lassen.

Meistens sucht man einen Arzt, der seine Praxis in der Nähe hat – das liegt in der Natur der Angstneurose!

Leider sind diese Ärzte meistens ziemlich ausgebucht, und man muß manchmal wochenlang auf einen Termin warten. Dazu haben wir aber keine Zeit, denn unsere Symptome sind akut und wir brauchen dringend Hilfe. Rufen Sie deshalb bei *mehreren* Therapeuten an und lassen Sie sich Termine für ein »Erstgespräch« geben.

Es ist in der Regel so, daß ambulante Therapeuten mit neuen Patienten ein Erstgespräch führen, um sich kennenzulernen, eine erste Diagnose zu stellen etc. Einen Termin für ein solches Erstgespräch bekommt man oft recht kurzfristig, die tatsächliche Behandlung, also die Termine für regelmäßige Sitzungen, können jedoch oft erst sehr viel später gesetzt werden.

Versuchen Sie deshalb, schon am Telefon herauszubekommen, ob bei diesem Arzt überhaupt die Möglichkeit besteht, in den nächsten Wochen schon eine Behandlung zu beginnen. Versuchen Sie auf jeden Fall, mehrere Erstgespräche mit verschiedenen Therapeuten zu führen. In der Psychotherapie ist es von großer Wichtigkeit, daß man ein gutes Gefühl gegenüber dem Therapeuten/der Therapeutin hat. Wenn Sie also jemanden gar nicht leiden können, dann lassen Sie es lieber, und suchen Sie sich einen anderen. Wie sollen Sie mit einem Menschen über Ihre Ängste, Sorgen und Nöte sprechen, dem Sie nicht vertrauen?

Das Problem ist, bei all der dringenden Hilfsbedürftigkeit und Angst zu einer klaren Entscheidung für oder gegen einen Therapeuten zu gelangen. Aber Sie können sich ein bißchen damit trösten, daß der Therapeut Ihnen bei Ihrer Entscheidung helfen wird. Oft ist der erste schon der richtige. Man muß sich auch zu Anfang einfach auf die Situation und den Menschen einlassen und gucken, was dann kommt.

Natürlich sind Sie nicht unbedingt auf Ärzte angewiesen. Sie können auch im Branchenbuch unter »Psychologen« nachsehen. Für diejenigen, die den Unterschied nicht kennen: Ein Psychologe ist ein Mensch, der Psychologie studiert hat – oder auch nicht. Diese Berufsbezeichnung ist nicht geschützt. Ein Neurologe ist jemand, der Medizin mit dem Schwerpunkt Nervenheilkunde studiert hat, also Arzt ist. Viele Neurologen machen die Zusatzausbildung zum Psychotherapeuten.

Man kann nicht sagen, daß Ärzte unbedingt die besseren Psychotherapeuten sind als die Psychologen. Entscheidend sind immer das Engagement und die Fähigkeiten des einzelnen. Für uns ist in diesem Punkt zu bedenken, daß die Krankenkassen nur in Ausnahmefällen und auf besonderen Antrag hin die Behandlung durch einen Nicht-Mediziner bezahlen.

Wenn Sie das nötige Kleingeld haben, dürfte Ihnen diese Entscheidung also wenig Probleme machen. Schwieriger ist es, wenn man auf die Kostenübernahme der Krankenkasse angewiesen ist. Wenn Sie also keinen Arzt finden, der Sie in absehbarer Zeit als Patient aufnehmen kann, oder wenn der Weg zu einem solchen Arzt unzumutbar lang ist (Sie haben ja schließlich eine Angstneurose), dann können Sie z. B. ganz gute Karten für die Bewilligung einer Therapie bei einem Psychologen haben. Die Psychologen mit therapeutischer Praxis kennen sich in solchen Fragen meist sehr gut aus, können Sie beraten und wissen genau, wie man eine Therapie bei den Kassen durchsetzen kann. Ein Versuch lohnt immer.

Aber bitte gehen Sie nicht zu irgendwelchen dubiosen Heilern, die keine qualifizierte Ausbildung nachweisen können! Dadurch könnten Sie alles nur noch viel schlimmer machen und zudem eine Menge Geld loswerden.

Sie können sich natürlich auch zunächst an allgemeinere beratende Stellen wenden. Da wären beispielsweise die städtischen »Psychosozialen Dienste« (im Rathaus nachfragen), Pro Familia, Arbeiterwohlfahrt oder kirchliche Organisationen.

Angenommen, Sie haben nun einen Therapeuten gefunden, mit dem Sie einen Termin für ein erstes Gespräch haben. Was geschieht nun?

Es geschieht auf jeden Fall nichts Schlimmes. Sie werden im Wartezimmer etwas nervös sein und sich natürlich fragen, was Sie jetzt erzählen sollen.

Im Grunde ist es wie bei jedem anderen Arzt auch: Sie müssen sagen, wo es weh tut, also möglichst genau Ihre Angst- oder sonstigen Zustände beschreiben. Sie müssen noch gar nicht wissen, was Sie nun erwarten. Zeigen Sie ruhig Ihre ganze Ratlosigkeit, und lassen Sie sich beraten. Das geht alles sehr langsam. Das erste Gespräch ist nicht gleich eine Therapiesitzung. Sie müssen sich auch nicht sofort für oder gegen etwas entscheiden. Lassen Sie sich Zeit und stellen Sie ruhig alle Fragen, die Ihnen in den Kopf kommen. Es gibt keine dummen Fragen!

Die Therapeutin wird Ihnen möglicherweise ein Angebot machen. Sie kann Ihnen z. B. vorschlagen, eine Gesprächstherapie, Psychoanalyse, Verhaltens- oder Gestalttherapie zu machen. Sie wissen dann vielleicht gar nicht, was das eigentlich ist. Fragen Sie!

Im Prinzip ist es auch egal, mit welcher Therapieform Sie anfangen. Selbst entscheiden könnten Sie sowieso nur, wenn Sie mit verschiedenen Therapieformen Erfahrungen gemacht hätten, und das ist ja meist nicht der Fall. Außerdem gibt es keine »schlechtere« oder »bessere« Therapieform. Jede Therapie kann einem Patienten die Möglichkeit bieten, zu sich selbst zurückzufinden und die Symptome zu überwinden. Sie können nur nach Ihrer Sympathie gegenüber der Therapeutin entscheiden. Möglicherweise können Sie noch zwischen einer Gruppentherapie oder Einzelbehandlung wählen. Die meisten haben Angst vor Gruppen.

Einzelgespräche sind für den Therapieeinstieg auch wegen ihrer Intensität günstig, aber auf Dauer wirksamer sind sicherlich die Sitzungen in der Gruppe. Das kann auch sehr viel Spaß machen!

Wie gesagt, der Therapeut wird Ihnen bei solchen Entscheidungen behilflich sein.

Sehr schwierig werden die Entscheidungen, wenn es darum geht, eventuell eine stationäre Therapie, also den Aufenthalt in einer Klinik, in Betracht zu ziehen. Für die meisten Menschen ist ein Klinikaufenthalt etwas, wovor sie sich fürchten, was sie, wenn es eben geht, vermeiden wollen. Ich persönlich war zwar heilfroh, in eine Klinik gehen zu können, aber ich war alleinstehende Studentin und hatte tatsächlich nichts zu verlieren. Aber ich hatte auch nicht wirklich die Wahl; ohne die Betreuung in der Klinik hätte ich den Alltag nicht mehr bewältigen können.

So sieht es bei vielen Angstpatienten aus. Die Symptome werden oft so schlimm, daß man nicht mehr in der Lage ist, ein »normales« Leben zu führen. Wer für die meisten Verrichtungen im Alltag Hilfe braucht (Einkaufen, Erledigungen in der Öffentlichkeit etc.), wer nicht mehr oder nur unter größten Schwierigkeiten seinem Beruf nachgehen kann, wer nicht allein zu Hause bleiben kann, ist mit Sicherheit ein Kandidat für die Klinik.

Natürlich kann man sich irgendwie betreuen lassen und es so mit einer ambulanten Behandlung versuchen, aber das dauert natürlich erheblich länger.

Grundsätzlich halte ich es auch für sehr vorteilhaft, für die Zeit der Therapie aus der gewohnten Umgebung herauszukommen, d. h. vor allem unseren Mitmenschen ein bißchen zu entfliehen, um sich ganz sich selbst widmen zu können. Oft sind wir derart in unseren Beziehungsnetzen verfangen, daß wir ohne räumlichen Abstand gar nicht klar sehen können.

Aber ich gebe zu, daß es eine schwere Entscheidung ist. Es geht ja nicht um ein/zwei Wochen, sondern in der Regel um Monate. Das ist nicht verwunderlich: was in einem ganzen Leben vermurkst war, kann man nicht in ein paar Tagen aufarbeiten. So gesehen sind ein paar Monate gar nicht so lange.

Wir sind alle mit der Absicht in die Klinik gegangen, da so schnell wie möglich wieder rauszukommen. Aber schon nach zwei bis vier Wochen fängt man an, mehr Zeit haben zu wollen und mit Schrecken daran zu denken, daß ja »nur noch« zwei Monate bleiben!

Das Schlimme ist eigentlich nur, den Schritt wirklich zu tun und sich auf etwas ganz Neues einzulassen. Aber bitte glauben Sie mir: Sie werden Erfahrungen machen, die Sie im nachhinein nicht missen wollen. Sie werden Menschen kennenlernen, die Ihnen helfen und denen Sie auch helfen können. Sie werden bei allem (geteilten) Leid auch endlich wieder jede Menge Spaß haben und den Klinikaufenthalt genießen.

Natürlich ist so etwas keine Ferienreise (auch wenn die Kliniken meist an sehr reizvollen Orten liegen), denn schließlich geht man in eine Klinik, weil man krank ist und es einem sehr, sehr schlecht geht. Aber es ist bei weitem nicht so schrecklich, wie man es sich vorher ausmalt. Allein der Gedanke, immer im Angstanfall professionelle Hilfe zu haben, ist doch schon verlockend, oder?

Meistens ist die Entscheidung für oder gegen eine stationäre Therapie auch viel eher von Aspekten des Alltags beeinflußt. Man muß lange am Arbeitsplatz fehlen, oder die Ausbildung wird unterbrochen. Jedoch wäre das wahrscheinlich ohne Klinik auch nicht anders.

Sehr schwer ist es auch, sich für die Dauer der Therapie von der Familie oder dem Lebenspartner zu trennen. Hier herrscht viel Angst und auch Mißtrauen auf beiden Seiten. Der »zurückbleibende« Partner hat genauso Verlustängste wie derjenige, der in Behandlung geht. Bei Familien mit kleinen Kindern müssen Menschen gefunden werden, die bei der Betreuung helfen.

Das sind alles schwerwiegende Probleme, die aber gelöst werden können und auch schon oft gelöst wurden. Es ist einfach nicht wahr, daß jemand nicht in eine Klinik kann, weil die äußeren Umstände es nicht zulassen. Jemand, der einen schweren Autounfall hat, kann auch nicht »wegen der Umstände« zu Hause bleiben! Bedenken Sie, daß Sie *krank* sind und die Therapie *brauchen*. Ihren Kindern ist jedenfalls nicht damit gedient, wenn Sie sie mit letzten Kräften versorgen und sie mitansehen müssen, wie Mutter oder Vater leiden.

Sie müssen sich deutlich machen, daß Sie in einer Extremsituation sind und nun ungewöhnliche Wege gehen müssen, um wieder glücklich zu werden. Warten Sie nicht, bis Ihnen Ihr Zustand die Entscheidung abnimmt. Sie können alle Ängste und Probleme mit Ihrem einweisenden Therapeuten besprechen. Die meisten Kliniken haben auch einen Sozialarbeiter angestellt, der Ihnen während der Therapie bei Schwierigkeiten mit Finanzen, Ämtern und ähnlichem helfen kann.

Wenn Sie sich entschieden haben und in eine Klinik gehen wollen, wird Ihr Therapeut/Neurologe Ihnen einen Termin in einer Klinik machen. Dieser Termin ist wieder als Vorgespräch gedacht. In diesem Vorgespräch (es können auch mehrere sein) versucht ein Therapeut herauszufinden, ob Ihnen in dieser Klinik geholfen werden kann, d. h. wie schwer Sie erkrankt sind, ob Sie in der Lage sind, die Therapie mitzumachen, ob Ihre Krankheit überhaupt in dieser Klinik behandelt werden kann (es wird also nicht »unbesehen« die Diagnose des überweisenden Arztes übernommen).

Wenn Sie aufgenommen werden können, müssen Sie in der Regel auf einen freien Platz warten. Diese Wartezeit kann ziemlich zermürbend sein, weil Ihnen oft nicht sofort der genaue Tag der Aufnahme genannt werden kann. Das ist keine Schikane der Klinik, sondern liegt daran, daß Patienten nur nach reiflicher Überlegung entlassen werden und man deshalb nicht genau voraussagen kann, wann welcher Patient die Klinik verläßt.

Es kann also vorkommen, daß Sie einige Zeit in den Startlöchern sitzen, die Tasche schon gepackt ist und Sie nicht wissen, ob Sie in drei Tagen noch zu Hause schlafen. Das müssen Sie aushalten, das ist einfach so.

»Als ich begriff, daß meine körperlichen Symptome nur Ausdruck meiner unzufriedenen Psyche waren, war ich zunächst schockiert. Ich glaubte, nun erst recht verloren zu sein, weil ich keinen Grund für diesen Zustand sah, solange ich auch darüber nachdachte. Irgendwann überwand ich mich und ging zu einem Neurologen. Dort wurde ich erst einmal ganz normal körperlich

untersucht, und der Arzt versicherte mir, daß ich organisch gesund sei. Er stellte mir einige Fragen über meine Geburt, meine Eltern und Geschwister und kam letzten Endes zu dem Schluß, daß eine Verhaltenstherapie das beste für mich wäre.«

»Nach einigen Therapiesitzungen bei diesem Neurologen merkte ich, daß er sich meiner Probleme nicht richtig annahm, da er einfach nicht die Zeit und die Ruhe für ein einstündiges Gespräch hatte. Wir drehten uns dadurch immer mehr im Kreis, und ich hatte nicht das Gefühl, irgendeiner Lösung näher gekommen zu sein. Zufällig bekam ich dann ein Buch über Ängste in die Hand, in dem auch Adressen von Psychologen standen. Ich rief bei einem dieser Psychologen an und bin seitdem dort in Behandlung.«

»Ich entschied mich in der zweiten Angstphase meines Lebens, eine Psychotherapie zu machen: Ich wohnte damals in einer mittelgroßen Stadt, und das Angebot an Psychologen war dürftig. Die Adressen standen im Telefonbuch. Meine Mutter vereinbarte mit leichtem Argwohn einen Termin. Da ich mich seit meinen ersten Angstanfällen schon mit Psychologie beschäftige (ich las einige Bücher), war mir so ungefähr bekannt, worauf ich mich da einlassen würde. Am Anfang machte ich eine Einzeltherapie und ging dann in die Gruppe. Die Leute dort hatten unterschiedliche Symptome und Probleme, aber im Endeffekt lief es bei allen auf das gleiche hinaus.«

»Nachdem ich so ziemlich alle Ärzte durchhatte und wußte, daß ich organisch völlig gesund war, ging ich in meiner Verzweiflung zu einem Heilpraktiker. Er hat mir zwar nicht geholfen, aber er war der erste, der mir ganz konkret sagte, was mit mir los war. ›Sie haben Platzangst. Das werden Sie immer haben, denn Sie sind eine Mimose. Und Ihren Angehörigen gehen Sie damit bestimmt auf die Nerven.‹ Das hat mich nicht gerade aufgebaut,

aber zumindest bestätigt. Nach meiner Scheidung hatte ich den absoluten Tiefpunkt erreicht. Endlich wurde ich wach und suchte mir professionelle Hilfe. Da ich durch die Scheidung finanziell nicht gerade gut gestellt war, kam mir der Gedanke, mich an eine öffentliche Stelle zu wenden, weil ich mir eine Therapie aus eigener Tasche nicht leisten konnte. Ich habe mich an eine evangelische Beratungsstelle gewandt. Nach einem Vierteljahr Wartezeit hatte ich einen Therapieplatz. Das erste Gespräch dauerte ca. eineinhalb Stunden. Schon in dieser kurzen Zeit wurde mir einiges klar. Die Therapie habe ich ganz konsequent zwei Jahre durchgeführt. Danach ist mein Therapeut leider in eine andere Stadt gezogen. Ich hätte gerne noch einige Zeit weitergemacht.«

»Mein erstes Vorgespräch war damals irgendwie aufregend, lustig und interessant.«

X. »Wie lange wird's denn dauern, Frau Doktor?«

»Ich war seit einer Woche in der Klinik und hatte seit zwei Monaten Angstzustände. Eine Mitpatientin erzählte mir, daß sie eine Bekannte hat, die die gleichen Symptome hatte wie ich und die sie erst kürzlich auf einer Großveranstaltung zwischen vielen Menschen getroffen habe. Ich war so froh, daß ich endlich von jemandem hörte, der diese Angst überwunden hatte. Ich fragte, wie lange das denn bei dieser Bekannten gedauert hat. Die Antwort war absolut niederschmetternd: ›Ach, das hat Jahre gedauert!‹«

Tja, so ist das: Die Ärzte drücken sich davor, zu sagen, wie lange »es« denn dauern kann, und wenn man Näheres hört, ist es ein Schock!

Aber lassen Sie sich nicht bange machen. Tatsache ist, daß die Ärzte und Therapeuten deshalb keinen Zeitraum nennen, weil es einfach unmöglich ist, in dieser Hinsicht eine Prognose abzugeben.

Wir haben es ja schließlich nicht mit einem berechenbaren Heilungsprozeß zu tun, der sozusagen wie ein Programm von allein abläuft. Es hängt in erster Linie vom Patienten selbst ab, wann er Fortschritte machen kann.

Es ist allerdings auch eine Tatsache, daß die meisten Angstneurotiker wirklich sehr lange brauchen, um ihre Ängste loszuwerden. Ich bin aber davon überzeugt, daß das nicht in der Natur der Krankheit liegt, sondern daran, daß man Jahre brauchen kann, herauszufinden, was eigentlich los ist. Genau aus diesem Grund schreibe ich auch dieses Buch: um durch Information Jahre der Hilflosigkeit zu verhindern.

Es gibt natürlich auch Menschen, bei denen die Panikanfälle nur in einer bestimmten, kurzen Lebensphase auftreten und nach ein paar Wochen wieder verschwinden, aber ich meine hier diejenigen, die entweder schon viele Jahre unter Ängsten leiden, oder die so plötzlich und so heftig erkranken, daß sie dringend Lösungen finden müssen. Es gibt meiner Erfahrung nach drei Hauptgründe dafür, daß Angstanfälle jahrelang behindern, quälen und einschränken können. Alle drei Gründe hat man selbst in der Hand:

1. Man holt sich keine Hilfe bzw. nimmt keine Hilfe an.
2. Man will nicht wahrhaben, *wie* krank man ist und »wartet« auf die Heilung.
3. Man will alle Sicherheiten, die man im Leben um sich aufgebaut hat, behalten.

So einfach und so schwer ist das! Die erste Hürde, die manche erst nach Jahren (oder gar nicht) nehmen können, ist, sich den Zacken aus der Krone zu brechen und zuzugeben: Ich habe Angst, ich bin hilflos, ich bin schwach, ich brauche dich!

Spätestens, wenn Sie jetzt dieses Buch in den Händen halten, können Sie nicht mehr sagen: »Ich weiß nicht, wer mir helfen kann!« Es kann wirklich fast jeder eine Hilfe sein, wenn Sie sich nur wirklich an ihn oder sie wenden und nicht vor Scham über Ihre Schwäche Hiebe austeilen. Ich spreche da aus Erfahrung. Mein Leben (und so ist das mit dem Leben der meisten Angstneurotiker) war so von dem Grundsatz beherrscht, daß *ich* stark bin, daß *ich* keine Hilfe brauche, daß Menschen, die hilflos sind, Waschlappen sind, – daß ich mich unglaublich schwer getan habe, zuzugeben, selbst ein solcher »Waschlappen« zu sein.

Natürlich weiß ich heute, daß dieses Zugeben der Schwäche etwas sehr Mutiges war und mein vorheriges Verhalten eigentlich viel waschlappiger war, aber hinterher ist man ja immer klüger!

Der zweite Grund, warum sich die Besserung in die Länge zieht, ist schon etwas verwickelter. Man will es nicht wahrhaben! Es ist damit so ähnlich wie mit unserem psychischen Schutzmechanismus gegen Schock. Viele Menschen, denen z. B. der Tod einer geliebten Person mitgeteilt wird, reagieren mit absolutem Unglauben: »Das ist nicht wahr!« Es ist gut, daß sie so reagieren, denn es führt dazu, daß sie den Schock stückchenweise verarbeiten können. Sie nähern sich der Wahrheit in kleinen Schritten.

Bei uns ist das nicht so einfach. Wir sind in der Lage, unendlich lange daran zu glauben, daß wir »etwas ganz anderes« haben. Kraß ausgedrückt gibt es, im Gegensatz zu meinem Beispiel, bei uns keine Leiche! Es gibt überhaupt keine »Beweise«, keine Röntgenbild, keine Antikörper im Blut, nichts. Die Angstzustände sind unverständlicherweise nicht Beweis genug. Und es gibt eben auch genügend Ärzte und Angehörige (wenn man nur richtig nach ihnen sucht), die bestätigen, daß »es« alles Mögliche, auch Körperliche sein kann. Wir spüren es täglich am eigenen Leib, aber wir wollen es einfach nicht wahrhaben!

Dabei wissen wir es ganz genau: Wenn mir nur im Bus und im Supermarkt schwindlig wird, *kann* es nicht am Kreislauf liegen! Wenn ich nur Herzrasen kriege, wenn ich allein bin, *kann* es nicht an einem Herzfehler liegen! Wenn ich immer in denselben Situationen Symptome bekomme und immer in denselben Situationen keine Symptome bekomme, dann *muß* es andere als organische Gründe für meinen Zustand geben! Wir versuchen, unseren Schock hinauszuzögern oder zu vermeiden. Es ist ja auch wirklich schwer zu verarbeiten, daß man »so eine« Krankheit hat.

»Warum ich, warum ausgerechnet ich?« Das ist die erste, verzweifelte Frage, die mit der Einsicht kommt. Ein Schock bedeutet nämlich immer, daß sich im Leben etwas so grundlegend ändert, daß man glaubt, diese Veränderung nicht überleben zu können.

Denn auch, wenn es nicht an die Oberfläche unseres Bewußtseins dringt – ganz tief im Inneren wissen wir ganz genau, daß es so nicht weitergehen kann, daß der Karren festgefahren ist und wir ihn aufgeben müssen. Wenn wir das nicht »irgendwo« wüßten, hätten wir nämlich auch keine Angstzustände bekommen.

Und damit bin ich schon am dritten Punkt: Wer sich eingesteht, daß er an einer psychosomatischen Krankheit leidet, der muß sich auch noch einen ganzen weiteren Rattenschwanz eingestehen! Bei Angstneurotikern mit sehr akuten Symptomen bedeutet das manchmal, das ganze Leben in Frage zu stellen. Das kann wirklich so weit gehen, daß man plötzlich denkt: »Ich liebe meinen Mann schon lange nicht mehr, mein Beruf hat mir eigentlich noch nie Spaß gemacht, ich weiß auch gar nicht, ob mir überhaupt irgend etwas im Leben Spaß macht, und Freunde habe ich auch nicht.«

Krach! Das ganze schöne Gebäude, das man sich mühsam aufgerichtet hat, fällt in Schutt und Asche! (Hinterher stellt sich dann heraus, daß es bei weitem nicht das *ganze* Gebäude war, aber das sieht man in dem Moment nicht.) Dieser Tatsache ins Gesicht zu blicken ist dermaßen hart, daß es sehr verständlich erscheint, sich lieber jahrelang etwas vorzumachen. Nur wird dadurch nichts besser.

Ich habe immer wieder festgestellt, daß es bei Angstneurotikern um Sicherheiten geht. Das ist ja auch eigentlich bei Angst das Naheliegendste. Wir bekommen immer dann Angst, wenn es darum geht, Sicherheiten aufzugeben. Wer sich deutlich macht, daß er eine Angstneurose hat und Hilfe sucht, ist sich meistens auch darüber im klaren, daß er einige Dinge aufgeben muß. Wenn man erst einmal anfängt, ehrlich zu sich zu sein, dann kann man nur schlecht wieder damit aufhören.

Es kann sich dabei um kleine und um große Sicherheiten handeln. »Ich will eigentlich nicht mehr mit der klatschsüchtigen Kollegin zur Arbeit fahren, aber weil ich mich nicht traue, das Betriebsklima zu gefährden, sage ich nichts und fahre weiter mit ihr.« Das wäre eine vergleichsweise kleine Sicherheit: sich mit niemandem anzulegen, um nicht abgelehnt zu werden.

Anders ist es, wenn es um gravierendere Zusammenhänge geht: »Ich weiß, daß unsere Beziehung so nicht mehr tragbar ist, aber ich kann nicht allein leben!«

Oft geht es einfach darum, die Sicherheit der starken Fassade aufzugeben. Es gibt eine wundervolle Aussage eines Lyrikers namens Flemming, die mir wie für Angstneurotiker gemacht scheint:

»Wenn ich mein eigenes Leben leben will, dann stirbt zuerst die Sicherheit ihren Krampftod.« Darum, und um nichts anderes geht es, wenn wir Monate um Monate zögern und zagen, uns mit unserer Krankheit, unserer Angst einzulassen.

Und deshalb kann niemand sagen, wie lange es dauern wird, bis eine Besserung der Symptome eintritt. Wir müssen lernen, unsere bisherigen »Sicherheiten« loszulassen und die wirkliche Sicherheit in uns selbst zu finden. So sülzig sich das auch anhört, es ist der einzige Weg, sich nicht jeden Tag über die furchtbare Arbeitskollegin im Auto zu ärgern, nicht gezwungen zu sein, an einer untragbaren Beziehung festzuhalten und nicht mehr diese Angst und Panik aushalten zu müssen.

Wie lange es braucht, an diesem Ziel anzukommen, liegt an uns selbst. Jeder muß sein eigenes Tempo herausfinden. Man kann diesen Weg nicht »schnell« gehen, man kann nicht alles in einem Aufwasch machen, weil man sich dann zu viel zumutet. Stück für Stück, immer nur *ein* Schritt, immer nur den nächsten Tag sehen. Seien Sie zäh!

Nicht aufgeben, lieber ausruhen, eine Weile an einem Punkt verharren, bis wieder Kraft da ist.

Und wenn es auch Jahre dauert, es sind Jahre des Fortschritts, der stetigen Veränderungen. Ich habe nie in meinem Leben so intensiv gelebt, so starke Gefühle von Freude und Stolz gehabt wie in den Jahren, die ich zum Gesunden gebraucht habe. Es lohnt sich. Geben Sie niemals auf!

Vergleichen Sie sich auch nicht mit anderen. Seien Sie nicht enttäuscht, wenn andere schneller als Sie ans Ziel gelangen. So wie kein Lebensweg einem anderen gleich ist, so ist auch keine Genesung der anderen gleich.

Fragen Sie sich nicht verzweifelt, wie Sie so lange so eingeschränkt leben sollen, sondern arrangieren Sie sich mit Ihrem Zustand und versuchen Sie, ihn selbständig zu ändern. Es ist wie es ist, und es ist hart. Akzeptieren Sie das. Etwas anderes bzw. Besseres bleibt Ihnen sowieso nicht übrig.

XI. »Was machen die mit mir in der Therapie?«

Was geschieht in der stationären Behandlung?

Wer sich für eine Psychotherapie – egal welcher Form – entschieden hat und nun auf den ersten Termin bzw. das Okay der Klinik wartet, dem ist ziemlich mulmig zumute. Man macht sich Gedanken, und Ängste machen sich breit. Es ist furchtbar schwer, sich mitten aus der gewohnten Umgebung auf eine noch ganz fremde Welt einzulassen, von der man noch gar nichts Richtiges weiß.

»Ich habe Angst davor, meine Freunde, mein gewohntes Umfeld so lange nicht zu sehen. Ich sträube mich gegen diesen Schritt, aber ich habe das Gefühl, daß diese Therapie meine einzige Chance ist. Ich bin traurig, ich möchte weinen, ich habe Angst.

Als ich gestern mit einem Freund darüber sprach, sagte er: ›Aber du bist doch dann nicht aus der Welt, du kommst doch wieder!‹ Ja, natürlich, das habe ich nicht bedacht. Wenn ich eine lange Reise machen würde, würde ich auch nicht andauernd um das trauern, was ich zurücklasse. Ich gehe ja nicht für immer weg. Vielleicht ist es ja auch die Angst, als ein ganz anderer Mensch wiederzukommen.«

Die meisten Leute wissen nicht wirklich, was in einer Psychotherapie geschieht. Man hat so hier und da mal etwas gehört oder im Fernsehen gesehen, aber alles, was bleibt, ist eine vage Vorstellung von merkwürdigen Gesprächen.

Im Kopf braut sich die ängstliche Frage zusammen: »Was machen die da mit mir?« Weil man keine konkrete Vorstellung hat, tauchen Ängste und wilde Phantasien auf. Machen die mich zu einem anderen Menschen? Vielleicht bin ich hinterher so, wie ich gar nicht sein will! Können die mich eigentlich gegen meinen Willen da festhalten? Werde ich da mit Medikamenten ruhiggestellt? Muß ich da mit Wahnsinnigen zusammensein? Usw.

Solche schauerlichen Ängste rühren sicherlich daher, daß man aus lauter Unkenntnis die Dinge durcheinanderwirft. Um die wildesten Gespenster sofort zu bannen:

- Eine Psychotherapie ist kein Aufenthalt in einer Psychiatrie!
- Eine Psychotherapie ist keine Gehirnwäsche!
- Eine Station für Psychotherapie und Psychosomatik ist keine geschlossene Anstalt!
- In einer Psychotherapie befinden sich keine Geisteskranken oder »Wahnsinnigen« – was immer das auch sein mag.
- In einer Psychotherapie wird man zu nichts gezwungen!

Dies nur zur Aufklärung. Es ist bitter, daß man solche Dinge tatsächlich immer noch erklären muß. Nun aber zurück zu der Frage: »Was machen die da mit mir?«

Diese Frage kann ich so nicht beantworten, weil sie in sich schon einem Irrtum unterliegt. In einer Therapie ist es nämlich eben nicht so, daß *etwas* mit einem *gemacht wird*, so, wie etwa eine Operation vorgenommen wird. Eine Therapie ist etwas ganz anderes als die gewohnte ärztliche Behandlung, bei der der Arzt entscheidet, was jetzt zu tun ist und dieses *Tun* womöglich auch noch selbst ausführt. Eine Psychotherapie kann man sich wie eine Gelegenheit vorstellen, Raum und Zeit für seine Probleme zu erhalten.

Alles, was die Therapeuten »machen«, sind Angebote, die man annehmen, aber auch ablehnen kann. Sie versuchen, ihren Patienten behilflich zu sein, sich selbst zu verstehen und einen Weg zu finden, mit Schwierigkeiten umzugehen. Aber wie sieht das nun ganz konkret aus? Fangen wir am ersten Tag an: Mit einem sehr merkwürdigen Gefühl im Bauch und auch mit Angst stehen Sie da mit Ihrem Köfferchen in unbekannten Räumlichkeiten. In der Regel kommt dann eine Schwester, ein Pfleger oder Therapeut, begrüßt Sie und führt Sie auf Ihr Zimmer. Meist folgt ein kurzes Gespräch, in dem Formalitäten geregelt werden. Schon in diesem Gespräch, und auch bei der Rundführung zum Kennenlernen der Station, wird Ihnen sicherlich einiges von Ihrer Angst und Verunsicherung genommen. Denn das Stationspersonal weiß ganz genau, wie schwierig die Ankunft in der Klinik ist.

Was noch alles am ersten Tag passiert, ist natürlich von Klinik zu Klinik unterschiedlich. Die einen geben Ihnen einfach Zeit, sich umzuschauen und mit den Mitpatienten bekannt zu werden; anderswo werden Sie sofort ins Therapieprogramm aufgenommen. Gleich wie es ist – der erste Tag ist auf jeden Fall ein sehr schwieriger Tag!

Sie fühlen sich allein, und die ganze Umgebung ist neu und fremd. Die Mitpatienten kennen sich alle und sind miteinander vertraut, und Sie fühlen sich als Außenseiter. Sie wissen überhaupt nicht, was als nächstes kommt, wann und wo es Essen gibt, ob Sie sich jetzt zurückziehen können oder nicht ... Es ist wirklich ziemlich gräßlich, denn wenn wir in eine stationäre Therapie gehen, sind wir ja schließlich auch krank und geschwächt und überhaupt nicht in der Stimmung, fröhlich und offen auf andere zuzugehen.

Aber trösten Sie sich: *Alle* andern sind auch irgendwann einmal den ersten Tag dagewesen und haben es überstanden! Auf keinen Fall sollten Sie den ersten Tag als Maßstab für ein Urteil über die Klinik nehmen.

Meine Erfahrung ist, daß man sich schneller als gedacht einlebt, Kontakte schließt und Bescheid weiß, so daß man sich nach einer Woche den »neuen Neuen« gegenüber wie ein alter Hase vorkommt.

Eine stationäre Psychotherapie ist etwas völlig anderes als ein »normaler« Krankenhausaufenthalt. Daß man dort nicht den ganzen Tag im Bett liegt, dürfte jedem klar sein. (Obwohl ich auch erlebt habe, daß eine neue Patientin mit sechzehn Schlafanzügen anreiste und sich nach ihrer Ankunft voller Überzeugung ins Bett legte.) Man hält sich dort auch nicht einfach nur auf, läßt die Ärzte machen und wartet auf die Heilung. In einer Pschotherapie *tut* man etwas. Normalerweise gibt es so etwas wie einen Stundenplan. Jede Therapieform hat ihren festen Termin, und so bekommt der Tag eine Struktur. Ein Beispiel könnte sein:

8.00 Frühstück
10.00 – 12.00 Gruppengespräch
12.30 Mittagessen
14.00 – 15.30 Bewegungstherapie
danach Kaffee
17.00 Autogenes Training
18.00 Abendessen

Es gibt Kliniken, bei denen der Plan sehr viel dichter ist und man den ganzen Tag »volles Programm« hat, aber es gibt auch Kliniken, die sehr viel freie Zeit einplanen. Manche Kliniken bieten zum festen Programm noch frei wählbare Angebote wie z. B. Koch-, Mal-, Tanz- oder andere Gruppen an.

Am Anfang ist man ziemlich verwirrt und findet sich noch nicht so ganz zurecht, aber das ändert sich bald. Das beste Rezept: die anderen fragen.

Auch mit der Freizeit halten es die Kliniken verschieden. Grundsätzlich ist es aber in jeder Klinik so, daß man während der Woche nachts in der Klinik sein muß. Das ist erstens aus versicherungstechnischen Gründen so und zweitens auch therapeutisch sinnvoll. Wozu sonst ein stationärer Aufenthalt?

Es gibt auch immer bestimmte Zeiten, zu denen man am Abend spätestens wieder in der Klinik sein muß. Manche Kliniken haben ein Buch, in das man sich eintragen muß, wenn man weggeht und wiederkommt. Das ist keine übersteigerte Kontrolle, sondern ein Zeichen der Fürsorge. Bei größeren Kliniken kann die Nachtschwester am Abend nicht das ganze Haus absuchen, um festzustellen, ob alle da sind!

Es ist für einen erwachsenen Menschen ein bißchen schwierig, sich an- und abzumelden und pünktlich wieder da zu sein wie ein Kind, aber einerseits ist es nötig und andererseits: genießen Sie es doch, daß man so viel auf Sie achtgibt! Wenn Sie das Gefühl haben, zu stark kontrolliert zu werden, sagen Sie es, fragen Sie nach einer Begründung und versuchen Sie, eine Einigung zu finden.

Häufig ist es so, daß man nach zwei oder drei Wochen an den Wochenenden auch über Nacht wegbleiben darf, aber nicht muß. Diese Regelung dient dazu, den Kontakt zur eigenen Wohnung, zur Außenwelt, zum Alltag und natürlich zu Familie, Partner und Freunden aufrecht zu erhalten. Gerade Angstpatienten sollten diese Wochenenden nutzen – denn es ist ja so schön bequem, in der Klinik zu bleiben und sich nicht mit seinen Ängsten auseinanderzusetzen. Am Ende der Therapie kommt aber dann der Katzenjammer, wenn man das »Zu-Hause-Sein« nicht geübt hat.

Bezüglich des Kontaktes zu Verwandten und Freunden gibt es ebenfalls verschiedene Regelungen. Manchmal gilt eine Art Kontaktsperre in den ersten Wochen. Das hört sich übel an, kann aber durchaus sinnvoll sein. Fürsorgliche Angehörige, die jeden Tag auf der Station erscheinen oder anrufen und wissen wollen, ob man schon Fortschritte gemacht hat, können zur Plage werden und den Therapieverlauf stören. Für manche Patienten ist es auch regelrecht erholsam, keinen Kontakt haben zu *dürfen*, weil sie sich anders nicht trauen würden, sich eine Weile vor den Verwandten und/oder Freunden zurückzuziehen. Ich selbst war kurze Zeit in einer Klinik, in der ein wochenlanges Kontaktverbot herrschte, das sich nicht nur auf Besuche, sondern auch auf Telefonate erstreckte. Ich fand diese Regelung allerdings nicht gut, weil es nicht meine eigene Entscheidung war und ich mich von »draußen« abgeschnitten fühlte. Die anderen Patientinnen waren dagegen heilfroh über die Kontaktsperre. Allerdings gibt es nur in wenigen Kliniken so strenge Regelungen.

Aber nun zu den »eigentlichen« Therapiemaßnahmen. Ich kann hier keine Erklärungen dazu abgeben, *wie* denn nun eine Therapiestunde genau abläuft, denn jeder Therapeut arbeitet ein bißchen anders, und ich will keine falschen Vorstellungen wecken. Ich möchte nur die Angst und Spannung nehmen, die man zu Anfang spürt, weil man nicht weiß, was auf einen zukommt und wie die Spielregeln sind.

Eines ist ganz klar: Sie *müssen* überhaupt nichts! Die am häufigsten geäußerte Angst vor der ersten Einzel- und besonders Gruppensitzung lautet: »Muß ich da alles über mich erzählen?« Nein, Sie müssen nicht, aber Sie *können*, wenn Sie *wollen*. Therapiegespräche folgen in dem Sinne keinen Vorschriften oder »Programmen«. Es gibt kein Schema wie etwa: Ich erzähle etwas, und danach beurteilen die anderen das.

Therapie ist keine Gerichtsverhandlung. Ganz im Gegenteil: Psychotherapie bedeutet, daß man versucht, sich so zu akzeptieren wie man ist, seine eigenen Maßstäbe für

»richtig« oder »falsch« herauszufinden, *ohne* dem Druck von anderen zu unterliegen.

Ein Gruppengespräch ist dazu da, zu erkennen, daß andere ähnliche Probleme und Erlebnisse haben, und auch, um verschiedene objektivere Ansichten und Vorschläge zu eigenen Schwierigkeiten zu hören. Es ist nicht wie früher in der Schule, wo einer »dran« war und die anderen zusahen oder kicherten, oder einfach froh waren, nicht »dran« zu sein. Gruppentherapie ist etwas Gemeinsames, ein Austausch: Wie wirke ich auf euch, und wie wirkt ihr auf mich.

Natürlich herrscht in einer solchen Gruppe nicht andauernd Friede, Freude, Nächstenliebe, denn die Gruppe ist auch Übungsfeld für das »richtige Leben«. Da wird auch debattiert und gestritten, da schreit man sich schon mal an, da geht es so manches Mal richtig rund. Das ist so und soll auch so sein!

Aber keine Angst, niemand geht dabei unter, denn: Da ist ja auch noch die Therapeutin oder der Therapeut. Sie oder er gibt dem Ganzen behutsam eine Richtung, ohne wirklich einzugreifen oder gar Partei zu ergreifen. Dafür ist man nämlich in stationärer Therapie, daß man ruhig einiges ausprobieren kann, ohne allein und hilflos dazustehen, wenn man damit nicht fertig wird.

Sie werden schneller als Sie gedacht haben im Therapiealltag sein und sich in der Klinik vertraut fühlen. Möglich, daß Sie eines Tages genauso wenig weg wollen, wie Sie hin wollten. Das ist normal, es ist bei den meisten so. Was aber, wenn es nicht so ist, und Sie sich auch nach Wochen noch nicht eingelebt haben, sich nicht wohl fühlen, keinen Fortschritt spüren und am liebsten Ihre Sachen packen würden?

Eine schwierige Situation, die gar nicht so selten ist. Sie müssen jetzt prüfen, ob es wirklich an der Klinik liegt, daß

Sie sich so schlecht fühlen. Nicht für jeden ist jede Therapieform passend, und man kommt auch nicht mit jedem Therapeuten aus. Andersherum ist es aber auch so, daß einem, wenn man sich erst einmal so richtig verstockt hat, gar nichts mehr gefällt, der beste Therapeut blöd und fade ist, das leckerste Essen nicht schmeckt, die nette Zimmernachbarin eine Kuh und überhaupt die ganze Therapie ein Schmarrn ist! In diesem Fall liegt das Problem bei Ihnen selbst – wenigstens zum größten Teil.

Es kommt oft vor, daß man die Vorgänge in der Therapie gründlich mißversteht, einfach weil man daran gewöhnt ist, das Schlechteste zu erwarten. Fragen werden zu böser Kritik, ein Lächeln wird zu überheblichem Grinsen, feste Zeiten werde zur Enge, therapeutische Übungen zu albernen Spielereien. Es stimmt nichts mehr!

Wenn Sie sich in einer solchen Situation sehen, verzweifeln Sie nicht, sondern überlegen Sie erst einmal für sich, was denn nun los ist. Kann es sein, daß Sie sich einfach nur schämen? Schämen Sie sich Ihrer Schwäche und Hilfsbedürftigkeit, und fürchten Sie deshalb, daß die Therapeuten und Mitpatienten diese Schwäche entdecken? Ist es vielleicht so, daß Sie es einfach hassen, unterlegen zu sein und jemanden zu brauchen? Oder haben Sie eine riesige Angst davor, daß die Therapie Ihre innersten, schmerzenden Punkte berührt und Sie glauben, daß Sie das nicht aushalten? Es gibt viele Gründe, warum man am liebsten die Therapie abbrechen möchte – und nur einer davon ist, die falsche Klinik erwischt zu haben.

Ein weiterer Grund ist der, den ich am häufigsten erlebt habe. Die Patienten sagen in diesem Fall: »Die Therapie bringt mir nichts!« oder: »Bis jetzt hat mir das alles nichts gebracht.« Der große Irrtum läßt sich deutlich aus diesen Sätzen herauslesen. Es geht um das Wort »bringen«. Da herrscht eine Einstellung, als könnte man Therapie konsumieren, als hätten die Therapie bzw. die Therapeuten etwas zu bringen, zu liefern – und dieses Etwas ist natürlich das Verschwinden der Symptome. Aber genau so läuft es nicht! Therapie »bringt« nichts, sondern man kann sich dort etwas »nehmen«. Sich etwas bringen zu lassen, ist eine passive Haltung, Therapie aber ist etwas durch und durch Aktives.

Der Grund für diesen Irrtum liegt in unserem gewohnten Umgang mit Krankheit. Ich habe »etwas«, gehe damit zum Arzt, der gibt (bringt) mir etwas, und davon verschwinden meine Beschwerden. Mit dieser Erwartung gehen wir dann auch in eine Psychotherapie. Vertrauensvoll und brav nehmen wir gewissenhaft an allen Sitzungen teil, beantworten Fragen, malen Bilder, spielen Spiele und warten auf die »Heilung« – und warten und warten. Nichts ändert sich! Das muß dann wohl der falsche Arzt sein!

Es gibt Menschen, die gehen mit ihren schweren Symptomen jahrelang von einer Therapie in die nächste, bis sie es aufgeben und denken: »Bei mir bringt das alles nichts!« Sie begreifen nicht, daß die Behandlung von Angstzuständen Schwerstarbeit ist, daß man selbst etwas tun muß, daß man sich nicht an allen Gewohnheiten und Überzeugungen festklammern darf, wenn man die Angst bewältigen will. Diese Menschen müssen lernen, allein mutig zu sein. Viele von ihnen begreifen das erst, wenn es ihnen so schlecht geht, daß sie *alles* aufgeben würden, um diese Angst loszuwerden.

Trotzdem, es gibt wirklich die Situation, daß man in der »falschen« Klinik ist, d. h. daß gerade dieses Konzept (»setting« heißt es in der Fachsprache), diese Therapieform, diese Therapeuten nicht richtig für Sie sind. Wenn Sie glauben, daß dem so ist, und auch all die oben beschriebenen Probleme überdacht haben, dann stehen Sie auch ruhig zu Ihrer Überzeugung.

Bevor Sie aber endgültig Ihre Koffer packen, teilen Sie Ihre Entscheidung in einem Gespräch Ihren Therapeuten mit. Manchmal klärt ein Gespräch Mißverständnisse. Auf jeden Fall ist es besser, ein letztes Gespräch zu führen als »heimlich« oder wortlos zu gehen. Es ist bitter, eine begonnene Therapie erfolglos abzubrechen, aber es ist besser als sie erfolglos fortzusetzen.

Versuchen Sie lieber einen ganz neuen Start in einer anderen Klinik, oder warten Sie eine Weile ab, bevor Sie weitere Entscheidungen treffen. Möglicherweise war dies einfach nur der falsche Zeitpunkt für einen Klinikaufenthalt. Wenn Sie sich aber nach einer abgebrochenen Therapie zu Hause verkriechen und es Ihnen immer schlechter geht, sind Sie auf dem Holzweg. Versuchen Sie, sich helfen zu lassen! Vertrauen Sie Ihre geschundene Seele ruhig einer Klinik an! Diese Kliniken sind doch eigens dafür da, Menschen, die wie Sie in Not sind, zu helfen. Mit einem gebrochenen Bein würden Sie sich auch nicht so zieren, oder? Sie haben es verdient, daß andere Ihnen helfen!

»Meine größte Angst war, daß mir auch dieser letzte rettende Anker nicht helfen könnte. Denn es war mir klar geworden, daß diese Krankheit nicht einfach *auskuriert werden kann wie ein Armbruch oder ähnliches. Es konnte nur Besserung eintreten, wenn ich mich nicht als normalen Patienten sah, sondern als jemanden, der durch die Anregungen des Therapeuten an seiner Angst arbeitet und so seinen Weg wiederfindet. Meine ersten Hoffnungen waren jedoch viel einfacher. Ich dachte, mit ein paar Gesprächen wäre die Sache aus der Welt. Meine Therapeutin hat mir dann mit viel Feingefühl erklärt, wie sie sich die Arbeit an meinem Problem vorstellt. Ich bekam sehr schnell Vertrauen zu ihr, und das war für mich das wichtigste, denn wenn man in der Therapie lügt oder nur Halbwahrheiten erzählt, schadet man sich vor allem selbst.«*

»In der gesamten Therapie war ich von der Angst begleitet, mich irgendwie öffnen zu müssen, aber ich hoffte auch, daß es mir dann besser gehen würde.«

»Ich merkte, daß ich im Laufe der Jahre eine Maske aufgesetzt hatte. Ich habe immer gelächelt, auch wenn es mir noch so schlecht ging. Es hat über ein Jahr gebraucht, um diese Spannung in mir zu lösen. Ich konnte auch plötzlich wieder weinen, was mir lange Zeit nicht möglich war. Es lag wohl auch daran, daß ich mich zum erstenmal emotional verstanden gefühlt habe: ich brauchte nicht die Starke zu spielen, wie es alle von mir erwarteten. Denn stark war ich schon lange nicht mehr.«

XII. Mit Gewalt geht gar nichts – ohne auch nicht: Das Üben

Hier sind wir nun an einem Punkt, an dem es um das Praktische geht. Bei aller Beschäftigung mit unserem Inneren, bei allen Therapie- und sonstigen Gesprächen – es muß auch ganz konkret geübt werden, sich wieder selbständig im Alltag zu bewegen. Oft habe ich gehört (und selbst gesagt): »Jetzt bin ich schon so lange in der Therapie und kann immer noch nicht allein einkaufen gehen/Bus fahren/etc. ...« Wie kann das sein? Liegt es daran, daß die Therapie »nichts bringt«, daß ich es einfach immer (noch) nicht »kapiert« habe? Sicher, es gibt Menschen, die gehen jahrelang brav zum Therapeuten, sitzen dort ihre Stunden ab und tun ansonsten gar nichts, um etwas an ihrer Situation zu ändern. Bei solchen Patienten ist es kein Wunder, daß sie »immer noch nicht können«.

Normalerweise ist es aber so, daß man sich in der Therapie Mühe gibt und auch spürt, wie sich verhärtete Einstellungen lösen, wie man sich ein bißchen verändert und das Gefühl bekommt, daß etwas besser geworden ist. Enttäuschend dann die Feststellung, daß die Symptome eigentlich die gleichen geblieben sind, obwohl man ja schließlich nur derentwegen in eine Therapie gegangen ist. Aber nicht den Mut verlieren! Sie sind einfach nur das Opfer ihres eigenen, natürlichen und gesunden Schutzmechanismus.

Rufen Sie sich noch einmal ins Gedächtnis zurück, was ich im ersten Kapitel über Angst und Phobien gesagt habe.

Die ersten Angstanfälle entstehen aus einer emotionalen Panik heraus, sagen wir z. B. im Einkaufszentrum. Ihr Schutzmechanismus hat nun folgendes registriert:

Furchtbare Angst im Einkaufszentrum / Furchtbare Angst = Gefahr / Daraus folgt: Einkaufszentrum = Gefahr / Bei Gefahr wird Angst ausgelöst, um Gefahr auszuweichen.

Ein logisches System, das dem Menschen hilft, zu lernen und nicht immer wieder den gleichen Fehler zu machen. Unser Problem ist nun, daß es ja gar nicht das Einkaufszentrum war, welches die Angst ausgelöst hat, während unsere Phobie aber immer wieder auf den Reiz »Einkaufszentrum« reagiert. Vereinfacht dargestellt müssen wir, um unsere Symptome zu überwinden, als erstes den wirklichen Grund für die ersten (und einige andere) Angstanfälle herausfinden und daran arbeiten, und als zweites die phobische Reaktion überwinden. Wie macht man das?

Es ist im Prinzip ganz einfach: Alles, was man lernt, kann man auch wieder *ver*lernen. Wenn ich also gelernt habe: *Einkaufen = Gefahr = Angst*, kann ich auch lernen: *Einkaufen = Spaß = keine Angst.* Ich muß sozusagen Überzeugungsarbeit leisten. Ich muß mich selbst davon überzeugen, daß ein Supermarkt nicht gefährlich ist. Das kann ich nicht, indem ich es mir einrede, sondern nur, indem ich es mir beweise. Ich muß üben!

Dieses Üben ist eine schwierige Sache. Man muß sich zu etwas zwingen, ohne sich zu sehr zu zwingen! Das ist genau so paradox wie der Wunsch, einkaufen zu gehen mit der gleichzeitigen Panik vor dem Einkaufen.

Aber ein leichtes gibt es bei dem Thema »Üben« doch: Es gibt ein Rezept (endlich mal!), es gibt eine Vorgehensweise, die durchaus erfolgversprechend ist. Alles was Sie brauchen ist Zeit, Geduld und ab und zu (aber nicht unbedingt) einen Helfer.

Das Allerwichtigste am Üben sind die *kleinen* Schritte. Fangen Sie klein an, auch wenn es mühsam erscheint. Nehmen Sie sich etwas vor, das Sie so gerade noch schaffen – nicht mehr und nicht weniger. Mein erstes Ziel war, einmal um den kleinen Teich vor dem Eingang der Klinik zu gehen. Das war ein Weg von etwa vier Minuten. Ich nahm mir vor, diese Übung jeden Tag zu machen, bis ich es ohne Angst schaffe. Bevor ich losging, bat ich Mitpatientinnen, nach mir zu sehen, wenn ich nach zehn Minuten nicht zurück bin. Der erste Versuch klappte hervorragend, die nächsten waren eine Quälerei. Beim erstenmal ist man nämlich viel motivierter und abgelenkt von neuen Dingen, die man sieht. Wenn es ans vierte und fünfte Mal geht, kommt es schon einmal vor, daß heute Angst kommt, wo gestern keine Angst war. Dadurch darf man sich aber nicht entmutigen lassen. Es gibt eben unterschiedliche Tagesformen – manchmal geht es super, und ein anderes Mal versucht man es erst gar nicht, weil der Mut fehlt. Im großen und ganzen wird es aber aufwärts gehen, wenn man bei der Stange bleibt. Wichtig ist, sich erst einmal etwas Angenehmes vorzunehmen und nicht direkt mit den absoluten Paniksituationen anzufangen. Ich hätte damals auch zum Klinikkiosk gehen können, das wäre genauso weit gewesen, aber der Teich gefiel mir so gut und vermittelte mehr angenehme Stimmung. Nach einiger Zeit blieb ich immer öfter am Teich stehen, um eine neue Blüte zu betrachten oder die Wasserhühner zu beobachten. Die Angst war vergessen. So kitschig es sich auch anhört: Es war für mich ein richtiges Wunder, an diesem kleinen Tümpel stehen zu können und ganz allein so viel Zeit dort zu verbringen, wie ich wollte!

Aber kaum zurück in der Klinik, kam Frust statt Freude: So ein Scheiß! Was ist das für ein mickriger Weg, den ich da gegangen bin! Andere Leute gehen stundenlang spazieren, gehen arbeiten, einkaufen, tanzen ...

Mit solchen Stimmungen muß man fertigwerden, denn sie kommen immer wieder. Nur nicht aufgeben, nur die Hoffnung nicht verlieren, andere haben es auch schon geschafft. Das Schwierigste ist, die Geduld aufzubringen, denn es kann Monate und Jahre dauern, bis man wieder sorglos in einen Zug steigt oder zum Schlußverkauf in die Stadt geht. Immer nur das nächste Ziel sehen, zäh bleiben und sich bewußt machen, was man schon alles geschafft hat.

Sie werden feststellen, daß beim Üben der Anfang immer am schwierigsten ist. Wenn man erst einmal unterwegs ist, wird es leichter, und wenn der weiteste oder angstbesetzte Punkt überwunden ist, tritt manchmal eine Art Hochstimmung, ein Freiheitsgefühl auf. Merken Sie sich solche Erfahrungen. Sagen Sie sich beim nächsten Versuch, daß es nach den ersten Schritten immer leichter wird.

Sehr, sehr wichtig ist es, seine persönliche Leistungsgrenze herauszufinden. Wer sie überschreitet, verkehrt die Wirkung der Übung ins Gegenteil. Der Lernprozeß geht nicht schneller, wenn man die Schritte vergrößert oder eine Übung den ganzen Tag wiederholt. Sie können Ihr Fortschreiten nicht beschleunigen! Es braucht seine Zeit, und jeder braucht eine andere Zeit. Messen Sie sich auch nicht an Mitpatienten. Wenn Karl in wenigen Wochen wieder Auto fahren kann, heißt das nicht, daß es bei Ihnen nicht Monate brauchen wird – oder umgekehrt. Zeitdruck ist das letzte, was Sie beim Üben brauchen können! Es dauert eben so lange es dauert. Das müssen Sie akzeptieren, etwas anderes bleibt Ihnen nicht übrig.

Wie schon im sechsten Kapitel beschrieben, gibt es Dinge, die Sie allein üben können, und Dinge, bei denen Sie eine Begleitperson brauchen. Allein können Sie alles üben, wovon Sie glauben, daß sie es »wahrscheinlich« schaffen. Hilfe benötigen Sie bei Unternehmungen, die Sie allein auf keinen Fall versuchen würden. Im Grunde könnte man sich auch ganz ohne Hilfe langsam an die schwierigen Sachen herantasten, aber das ist natürlich langwieriger. Am günstigsten ist es, die leichteren Ziele allein anzugehen und parallel sehr angstbesetzte Situationen mit Begleitung zu versuchen. Beim bloßen Spazierengehen ist es nämlich einfach, die Entfernungen schrittweise allein zu vergrößern, aber beim Bus fahren sieht es schon anders aus: man kann nämlich nicht »ein bißchen« in den Bus steigen; entweder man ist drin oder man ist draußen! Das macht es ja so schwierig! Da ist es schon viel leichter, wenn ein Freund mit in den Bus steigt und einen notfalls festhält und wieder hinausbugsiert.

Es gibt einen wichtigen Trick, um gelernte Ängste wieder zu verlernen, aber es ist sehr schwer, ihn anzuwenden:

Wie gesagt dauert ein Angstanfall nicht ewig, er hört nach einer Weile wieder auf. Diese Tatsache kann man sich beim Üben zunutze machen. Wenn Sie es schaffen, in einer angstvollen Übungssituation so lange in der Situation zu verharren, bis der Angstanfall wieder abklingt, werden Sie mit sehr viel Erfolg üben! In der Tat ist dies eines der Verfahren, die Verhaltenstherapeuten bei Phobien empfehlen. Ich gebe zu, es ist so ziemlich das Schwierigste, was man von einem Menschen mit Panikanfällen verlangen kann – aber es wirkt!

Die Übung könnte beispielsweise so aussehen: Sie sind im Supermarkt, schieben Ihren Wagen durch die Gänge und spüren, daß ein Angstzustand kommt. Anstatt auf der Stelle den Laden zu verlassen, gehen Sie bewußt langsam weiter an den Regalen entlang und nehmen sich vor, es auszuhalten. Das machen Sie so lange, bis Sie spüren, daß die Angst wieder abklingt. Wenn Sie es schaffen, haben Sie etwas gewonnen: die Sicherheit nämlich, daß Sie im Supermarkt ruhig einen Panikanfall kriegen können, weil Sie ja die Erfahrung gemacht haben, daß Ihnen trotzdem nichts Schreckliches passiert ist!

Sie sollten diese Methode aber nicht zu einem Crash-Kurs ausarten lassen, denn auch sie funktioniert nur in kleinen Schritten. Wer glaubt, er könne mit sich kurzen Prozeß machen und die Angelegenheit ein für allemal regeln, indem er sich nach monatelangem Daheimbleiben mitten in eine Massenveranstaltung stellt, der könnte eine herbe Enttäuschung erleben.

Herauszufinden, welche Übungen und wieviel davon im Moment richtig sind, ist ein Seiltanz. Man muß mit seinen Möglichkeiten jonglieren und immer wieder kleine Risiken eingehen. Jeden Tag muß man ausloten, was man sich heute zumuten kann. Denn man sollte es tunlichst vermeiden, sich zu sehr zu zwingen und dann in eine derartig üble Paniksituation zu geraten, daß man sich Wochen später noch nicht wieder nach draußen traut!

Nach einer Weile regelmäßigen Übens bekommt man ein Gespür dafür, die feinen Unterschiede in der eigenen Angst wahrzunehmen. Es gibt eine Ängstlichkeit, die man immer mit in eine Übungssituation hineinnimmt und die überwunden werden kann, und es gibt eine verzweifelte Angst vor einer Situation, die einem sagt, daß es im Moment keinen Zweck hat, dies zu versuchen. Sei es, weil der Schritt zu groß ist oder weil man gerade einen schlechten Tag hat. Es ist wichtig für Sie, diese Signale zu bemerken und sie ernst zu nehmen. Besonders im »fortgeschrittenen« Übungsstadium, wenn man sich schon fast wieder »normal« bewegen kann, ist es sehr hilfreich, zu wissen, wann man etwas nicht schafft, was man eigentlich schon kann. Denn wer seit Monaten keinen Angstzustand mehr hatte, dann plötzlich an der Haltestelle die alte Furcht wachsen spürt, sich trotzdem gewaltsam zwingt, in die Bahn zu steigen und dann so einen richtigen Panikanfall erlebt, dem kann der Mut anschließend tief sinken! Vielleicht hat die Furcht nur ihren Grund im Regenwetter gehabt, oder daran gelegen, daß eine Grippe im Anzug war! Es gibt immer Gründe, warum man sich plötzlich mies fühlen kann – das gilt für alle Menschen. Bei uns ist es nun so, daß eine schlechte oder ungünstige Allgemeinverfassung zu einer verstärkten Angstanfälligkeit führen kann. Wenn ich das weiß, und auch an mir merken kann, dann steige ich nicht in die Bahn und zwar mit der Überzeugung, daß es beim nächsten Mal wieder besser gehen wird.

Üben bedeutet also auch, gegebenenfalls nicht zu üben, d. h. herauszufinden, wann ich wozu in der Lage bin und wann nicht. Wer ohne das geringste schlechte Gewissen sagen kann: »Nee, heute bringt das nichts«, der hat's so gut wie geschafft.

Denn der wunde Punkt der Angstneurotiker ist ja, daß sie immer unbedingt alles schaffen wollen, ohne dabei im geringsten auf die eigenen Fähigkeiten und Bedürfnisse zu achten. Ein Angstneurotiker, der sagen kann: »Das kann ich nicht« und sich dabei trotzdem ganz wohl fühlt, der ist eigentlich schon gar kein Angstneurotiker mehr.

Leider muß ich noch sagen, daß der Übungsprozeß gegen die Angst nicht linear verläuft, d. h., daß das Einmal-Schaffen keine Garantie für das Immer-Schaffen gibt. Oft passiert es, daß Situationen, die man schon oft bewältigt hat, auf einmal doch wieder angstbeladen werden und man mit dem Üben noch einmal einige Schritte weiter hinten anfangen muß. Tröstlich dabei ist, daß solche Rückschläge auch ihren Grund haben. Wenn man diesen Grund herausfindet, geht es wieder besser. Ein Beispiel:

Ich kann schon wieder gut S-Bahn fahren und folglich auch wieder gut allein die Uni besuchen. Dann geschieht es, daß ich mich von einem Professor ungerecht behandelt fühle und sehr ärgerlich und gekränkt bin. Beim nächsten Versuch, zur Uni zu fahren, bekomme ich in der S-Bahn Panik!

Ja, so kann es gehen! Als mir irgendwann klar wurde, daß mein Problem eigentlich darin bestand, daß ich mich nicht mit diesem Prof auseinandersetzen konnte, ging das mit der S-Bahn schon wieder besser. Natürlich nur, weil ich die Sache mit dem Prof dann angegangen bin. Es nützt ja nichts, die Probleme einfach nur zu kennen, man muß auch durch sie durch.

Es ist überhaupt sehr wichtig, in welcher allgemeinen Situation man sich beim Üben befindet. Wenn Sie in einer Übungssituation sind, sollten Sie sich darüber im klaren sein, wie es ihnen heute geht, welcher Stimmung Sie sind, ob Sie eine Enttäuschung vom letzten Üben zu überwinden haben etc. Sie sind ja schließlich keine Maschine, die immer unter gleichen Bedingungen arbeitet.

Für den Erfolg Ihres Übens ist es von ausschlaggebender Bedeutung, wie gnädig Sie mit sich selbst sind. Je schlimmer Sie sich für Mißerfolge bestrafen, desto größer wird die Angst sein.

Stellen Sie sich vor, jemand hat ein sehr ängstliches Kind, das sich nicht in den Supermarkt traut. Nun geht dieser Jemand hin, sagt: »Komm, Kind, wir versuchen das jetzt mal«, und nimmt das Kind mit zum Einkaufen. Vor der Tür des Supermarktes fängt das Kind schon an, leise zu jammern. Der Jemand zieht es an der Hand, hebt den drohenden Zeigefinger und schimpft: »Du gehst da jetzt hinein und hörst auf zu jammern! Du bist schon viel zu groß um so ein Theater zu machen! Willst du dein Leben lang andere für dich einkaufen lassen? Na warte, wenn wir gleich wieder zu Hause sind ...« Dieses Kind wird seine Angst vor dem Supermarkt sicherlich nicht so schnell verlieren.

Nehmen Sie lieber Ihr imaginäres Kind auf den Arm, akzeptieren Sie dessen Angst, trösten Sie es, versuchen Sie es mit den schönen Seiten des Einkaufens zu locken und bringen Sie ihm eine Belohnung mit – auch wenn es nicht so gut geklappt hat. Denn allein der *Versuch* ist eine tapfere Tat!

Stehen Sie zu Ihrer Angst, rechnen Sie mit ihr, versuchen Sie nicht, sie vor dem Supermarkt anzubinden und möglichst schnell einzukaufen, bevor sie sich losreißt und Ihnen nachrennt, sondern nehmen Sie sie mit hinein.

Eine gute Hilfe sind »positive Gedanken«. Nehmen Sie sich vor, in der Angstsituation bestimmte Sätze nicht zu vergessen. Solche Sätze könnten etwa lauten:

»Es ist okay, wenn ich jetzt Angst habe. Ich darf Angst haben. Die Angst wird auch wieder vorbeigehen.«

»Es geht mir gut, ich bin gesund, es ist nur die Angst, die mir solche Gefühle macht. Ich kann jetzt gut hier stehen und warten, bis ich an der Reihe bin.«

Ungünstig dagegen sind negative Formulierungen wie: »Nein, ich habe jetzt keine Angst, ich kippe nicht um ...!« Das funktioniert genausowenig wie: »Ich denke jetzt gar nicht an Angst!«

Versuchen Sie, Ihre positiven Gedanken *ruhig* zu denken und nicht, wie eine zu schnelle Schallplatte mit Sprung, panisch irgendwelche leeren Formeln zu wiederholen.

Wenn man sich in Übungssituationen befindet, ist man logischerweise sehr mit sich selbst beschäftigt. Alles dreht sich um die inneren Gefühlswallungen, und so ist man gegenüber der Umwelt abgekapselt und allein. Da kann es sehr gut tun und beruhigen, sich bewußt umzusehen und auch die Außenwelt wahrzunehmen. Schauen Sie in die Gesichter der Menschen um sich herum. Machen Sie sich klar, daß Sie dazugehören, daß dies Ihre Welt ist, daß Sie nicht der einzige Mensch im Supermarkt, im Bus oder auf der Straße sind, der Sorgen und Nöte hat.

Solange Sie mit bestimmten Unternehmungen noch Schwierigkeiten haben, sollten Sie diese niemals unter einem Erfolgszwang angehen. Wenn Sie zum Beispiel immer noch Angst beim Einkaufen haben, aber schon mehrere Male erfolgreich allein eingekauft haben, dann gehen Sie noch nicht allein, wenn es schon kurz vor Ladenschluß ist, die Familie vor Hunger brüllt und der Kühlschrank leer ist. Das wäre dann zuviel Druck. »Ich muß das jetzt schaffen«, ist ein denkbar schlechter Ausgangspunkt. Lassen Sie in einem solchen Fall lieber das Pizza-Taxi kommen; ganz nach dem Motto: »Es war schon immer etwas teurer, eine besondere Krankheit zu haben!«

Genauso ist es, wenn sie zwar allein, aber noch nicht ganz sicher U-Bahn fahren können. Bei einer Fahrt zu einem schwierigen, wichtigen Termin, den Sie nicht verpassen dürfen, nehmen Sie lieber jemanden mit, der Ihnen Sicherheit gibt. Das ist übrigens etwas, das Sie auch später, wenn Sie es eigentlich auch allein schaffen, beibehalten sollten. Ein lieber Mensch, der mich zum Zahnarzt oder zu einer schwierigen Prüfung begleitet, erleichtert mir die ganze Situation ungemein – ob ich nun Angstneurotiker bin oder nicht. Wichtig ist nur, daß Sie wissen, daß Sie es zur Not auch allein schaffen würden.

So, und hier nun das versprochene »Rezept«: Nehmen Sie sich einen Block oder ein Schulheft und schreiben Sie auf, was Sie noch nicht können, aber jetzt wieder lernen wollen. Etwa:

1. Einkaufen
2. Auto fahren
3. Im Wald spazieren

Dann schreiben Sie auf, wieviel Sie davon schon können:

1. Am Kiosk, wenn ich sofort dran bin
2. Nur als Beifahrer und nur kurze Strecken
3. Nur in der Nähe von Häusern

Nun überlegen Sie sich zu jedem Punkt ein kurzfristiges, ein mittelfristiges und ein langfristiges Ziel:

1. K: In Begleitung in einen kleinen Laden gehen
   M: Allein in einen kleinen Laden gehen
   L: In Begleitung richtig im Supermarkt einkaufen

2. K: Mich ans Steuer setzen und den Motor anlassen
   M: In Begleitung auf einem leeren Parkplatz ein paar Meter fahren
   L: In Begleitung einmal um den Häuserblock fahren

3. K: Allein durch den Stadtpark gehen, während ein Freund in Sichtweite auf einer Bank wartet
   M: In der Nähe von Häusern in Begleitung durch den Wald gehen
   L: Allein in den Stadtpark gehen und von einer Telefonzelle den Freund anrufen und ihm sagen, wie es klappt

Diese drei Ziele sind aber nicht als Übungsschritte zu verstehen. Diese sind noch viel kleiner! Ja, und nun geht es schon los! Planen Sie sich feste Termine für Ihre Übungen (immer nur eine pro Tag und auch »freie« Tage einplanen), und verabreden Sie sich frühzeitig mit Ihren Helfern.

Beispiel: Sie gehen am Montagnachmittag mit Ihrer Freundin in einen leeren Bäckerladen und bleiben dabei, während Ihre Freundin Kuchen kauft. Sie versuchen, die Angst auszuhalten. Anschließend, bei Kaffee und Kuchen erzählen Sie Ihrer Freundin, wie es war und planen den nächsten Übungstermin.

Das machen Sie so oft, bis Sie dabei keine Angst mehr empfinden und von selbst das Bedürfnis haben, sich weiter vorzuwagen. Erst dann ist die Zeit reif, einen nächsten Schritt zu tun. Z. B. können Sie dann den Kuchen kaufen, während Ihre Freundin daneben steht.

Genauso verfahren Sie mit den anderen Zielen: Eine Situation so lange üben, bis sie keine Angst mehr bereitet. Beim Autofahren und Spazierengehen können Sie auch versuchen, so lange an einem Stück zu fahren oder zu gehen, bis die Angst ihren Höhepunkt überschritten hat und wieder abflaut. Auf keinen Fall sollten Sie so üben, daß Sie sich immer weiter vorwagen, bis die Angst unerträglich wird und dann die Übung abbrechen. Das hätte dann eher die gegenteilige Wirkung: die Angst würde größer.

Tragen Sie Ihre Schritte, Erfolge und Mißerfolge in Ihr Heft ein. Bei Mißerfolgen sollten Sie versuchen, den Grund dafür zu finden und ihn in Stichworten dazuschreiben (zuviel auf einmal gemacht; das Gefühl gehabt, meiner Freundin auf die Nerven zu gehen; schlecht geschlafen).

Wenn Sie Fortschritte machen, »verschieben« Sie Ihre Ziele. Nach einigem Üben werden Ihre zu Anfang noch langfristigen Ziele zu kurzfristigen werden. Wenn Sie dann einmal der Frust überkommt und Sie das Gefühl haben, auf der Stelle zu treten, dann blättern Sie mal in Ihrem Heft zurück und schauen Sie nach, wieviel weiter Sie schon gekommen sind. Und denken Sie daran: Mißerfolge begründen sich meistens in zu großen Übungsschritten und zu viel Ungeduld.

»Zunächst habe ich mit meiner Therapeutin die verschiedenen Situationen, in denen ich Angst hatte, durchgesprochen, um genau zu wissen, wie und warum mein Körper so und nicht anders reagiert. Wir haben zum besseren Verständnis ein Teufelkreisschema aufgestellt, das mir verdeutlichte, daß ich nach Eintritt in den Teufelskreis immer wieder den gleichen Katastrophenfilm ablaufen ließ, der zu der Angst führte.

Danach sind wir gemeinsam in Situationen gegangen, die ich allein nicht durchgestanden hätte, um herauszufinden, wie es mir dabei geht. Ich habe in ein Diagramm eingetragen, wie sich die Angst zunächst bis ins Unerträgliche steigerte (normalerweise der Punkt an dem ich fliehe) und dann langsam wieder abflachte. Das war zwar sehr anstrengend, aber hinterher um so beglückender.

Um aber wirklich eine Besserung zu erzielen, darf man nie aufhören, sich solchen Situationen auszusetzen, so schlimm das im ersten Moment auch ist. Denn erst nach und nach habe ich begriffen, daß wirklich keine Gefahr herrscht, und mich immer mehr entspannt. Natürlich ist das nicht so einfach, wie es hier klingt, und mir fehlt oft heute noch der Mut, bestimmte Dinge zu tun. Aber ich weiß jetzt, daß nichts passieren kann, und das ist der erste Schritt in die richtige Richtung.«

XIII. Der lange Weg der Besserung

Die Akutphase meiner Krankheit ist jetzt, da ich dieses Buch schreibe, viereinhalb Jahre her. Wenn ich zurückschaue, erscheint es mir unglaublich, was für ein Kraftakt diese Jahre waren.

Obwohl ich schon lange wieder ein »normales« Leben führe, ist es doch erst seit einigen Monaten so, daß ich mir wirklich keine Gedanken mehr darüber mache, ob ich nun einkaufen gehen oder mit dem Zug fahren kann. Erst jetzt würde ich wirklich gern eine größere Reise machen oder z. B. den Mut haben, allein in eine fremde Stadt zu ziehen.

Die ganzen letzten Jahre aber waren ein ständiger innerer Kampf, ein dauerndes Abwägen meiner Möglichkeiten, eine Kette von Risiken. Und vor allem war es ein einsamer Kampf. Darüber sollte sich jeder klar sein: Am Ende geht man den Weg aus der Krankheit immer allein. Zwar sind da (wenn man Glück hat) Freunde, Helfer, Mitpatienten, aber die wirklich schweren Schritte tut man allein.

Es ist dieser »Zwischenzustand«, der es so schwierig macht. Nach außen hin erscheinen wir »genesen«, weil wir wieder am Leben teilnehmen – aber niemand kann wirklich ermessen, wie schwer es fällt, wieviel Kraft es kostet. Irgendwann hört man ja auch auf, darüber zu sprechen. Mich hat es jedenfalls gestört, immerzu darauf aufmerksam zu machen, daß für mich alles viel anstrengender ist als für andere. So ist mir eine gewisse Zurückgezogenheit zum Wesenszug geworden. Mein Umfeld gewöhnte sich daran, daß ich z. B. Wochenendfahrten oder abendliches Ausgehen nur eingeschränkt mitmachte. Ich galt als gesund, und mein Verhalten wurde als persönliche Eigenschaft gewertet. Jetzt erst merke ich, daß ich eigentlich ein sehr unternehmungslustiger Mensch bin. Und jetzt muß ich mir diesen echten Charakterzug erst wieder neu erkämpfen. Es hört eben nie auf, das Lernen und Verändern – auch wenn keine Symptome mehr da sind.

Ein wesentlicher Aspekt der Zeit der Genesung ist die Angst vor Rückfällen. Wenn ein Schritt geschafft ist, ist die Freude groß, aber es wächst auch die Furcht, das Erreichte wieder zu verlieren. Je höher man steigt, desto tiefer kann man fallen – meint man.

Die Angst, daß alles noch einmal so schlimm werden könnte wie am Anfang, kommt sicherlich daher, daß die Erinnerung an die heftigsten Angstanfälle noch so deutlich und gegenwärtig ist. Wenn ich ein- oder zweimal allein mit dem Zug gefahren bin, freue ich mich natürlich darüber, aber ich weiß auch ganz genau, daß ich mich auf diesen Lorbeeren nicht ausruhen kann. Erst wenn ich zwanzigmal, fünfzigmal in den verschiedensten Stimmungen gefahren bin, kann ich mir sicher sein, daß ich genau wie jeder andere damit umgehe. Und so geht es auch mit allen anderen angstbesetzten Tätigkeiten.

Die Orte und Situationen der Angst müssen mit neuen Erinnerungen und guten Erfahrungen besetzt werden, bis die erlebte Angst nur noch einen geringen Anteil an allen Erinnerung hat. Und so leuchtet es auch ein, daß dies ein Prozeß von mehreren Jahren sein kann.

Aber das sollte niemanden schrecken, der noch am Anfang steht. Es sind dies ja nicht Jahre, in denen gleichsam die Zeit oder das Leben ausgeschaltet sind. Ganz im Gegenteil. Es sind Jahre intensivsten Lebens! Es können auch sehr schöne Jahre sein. Es kann eine Erfahrung sein, die man später niemals missen möchte. Das Leben an sich erhält eine viel höhere Wertigkeit. Ein Einkaufsbummel oder eine Reise können gerade deshalb, weil man so etwas lange nicht machen konnte, ein so großer Genuß sein, daß Menschen, die nie solche Probleme hatten, das gar nicht nachvollziehen können.

Sie sehen schon – ich will Ihnen Mut machen! Und warum? Weil es manchmal verdammt hart ist! Ich meine nicht die Angstanfälle selbst, sondern die Momente, in denen man einfach keine Lust mehr hat, wo sich alles gegen einen verschwört, wo man nicht mehr weiß, woher man die Kraft nehmen soll.

Für uns sind die Härten des Lebens ein bißchen härter als für viele andere. In unserem Leben gibt es ein Defizit – sonst hätten wir unsere Angst ja gar nicht bekommen. Und die Aufgabe, vor die uns die Krankheit gestellt hat, ist nicht, dieses Defizit aufzufüllen, sondern zu lernen, damit zu leben. Wir haben in unserem Leben etwas, das uns zustand, nicht bekommen, und das läßt sich nicht mehr ändern. Die Vergangenheit ist unwiderruflich geschehen. Das Defizit bleibt. Es bringt uns nicht um, es verhindert weder Erfolg, noch Freude und Glück. Wir *können* damit ganz gut leben, aber es wird immer wieder Momente geben, in denen es uns umwirft. Immer wieder wird es Situationen geben, in denen wir uns verzweifelt fragen: »Warum ausgerechnet jetzt? Warum ausgerechnet ich?« Und wenn einem das Leben dann besonders übel mitspielt, sinkt manchmal der Mut in den Keller. Dann will man einfach nicht mehr!

Ich habe oft gedacht, daß ich mit dieser brutalen Krankheit mein Pensum an Unglück erhalten hätte und das Leben doch jetzt endlich glücklich und friedvoll werden müßte. Es gehörte zu meiner Genesung einzusehen, daß dem nicht so ist. Nicht zuletzt habe ich meine Angstanfälle bekommen, um keine weiteren Schicksalsschläge hinnehmen zu müssen. Aber das bedeutete auch, daß mir kein Glück mehr widerfahren konnte.

Wir müssen lernen, dem Unglück nicht mehr auszuweichen, auch wenn wir es schwerer verkraften als andere – auch wenn bei uns gleich die ganze Welt zusammenbricht, wo andere vielleicht noch die eine oder andere Zuflucht haben. Mit der Angst haben wir keinen Berechtigungsschein erworben, der uns vor weiteren Härten schützt. Im Gegenteil: Die Angst können wir nur überwinden, wenn wir uns den Härten stellen, sie aushalten und nie, niemals aufgeben!

Um wirklich die Überzeugung zu gewinnen, daß man die Krankheit überwunden hat, braucht man schließlich auch schwere Zeiten. Wenn ich die Erfahrung mache, daß ich auch in sehr schlechter psychischer oder körperlicher Verfassung meine Angstschwellen überwinde und *keine* Symptome bekomme, dann habe ich es geschafft! Dann ist das Wunder wirklich wahr geworden.

Irgendwann merken wir, daß die Erfolge in unserem Leben sich nicht mehr darauf beziehen, eine Angstsituation bewältigt zu haben. Die Angstanfälle sind weitgehend verschwunden, und wir stehen sozusagen vor dem »richtigen Leben«.

Das, was uns die ganze Zeit als Traumziel vorschwebte, nämlich Symptomfreiheit, ist in dem Moment, wo es zur Realität wird, eher erschreckend als beglückend. Wenn ich wieder »kann«, dann »muß« ich auch wieder, dann habe ich keine Ausrede mehr. Das ist sicherlich auch ein Grund, immer noch ein bißchen an der Krankheit festzuhalten. Für viele kommt nach den Symptomen eine Lebensphase, die völlig neu ist. Angstneurotiker haben oft ihr ganzes Leben in Abhängigkeit verbracht und sehen sich nun vor einem ganz eigenverantwortlichen Lebensweg. Da müssen so manche mit 30 oder 40 Jahren Verhaltensweisen lernen, in die andere mit 20 unmerklich hineingewachsen sind. Es ist nicht so, daß wir lebensuntüchtig sind oder an den Anforderungen des Alltags scheitern. Wir können alles, was man zum selbständigen Leben können muß. Es ist das *Gefühl*, das uns unbekannt ist und deshalb zunächst Unsicherheit bedeutet. Selbständigkeit war für uns nie etwas Schönes, Beruhigendes, Angenehmes, sondern eher ein Zwang, ein Durchhalten-Müssen. Jetzt, wo wir die Symptome überwunden haben, müssen wir uns langsam, aber entschlossen vorantasten, um endlich die Erfahrung zu machen, daß Eigenverantwortlichkeit Freude machen kann und Kraft spendet anstatt Kraft zu verbrauchen.

»Zuerst war es für mich ein Wunder, wieder ins Kino gehen oder mit der Bahn fahren zu können. Es war einfach unbeschreiblich, aus der Umklammerung befreit zu werden – diesen Kloß im Hals zu verlieren. Ich lief oft stundenlang in der Stadt umher und genoß dieses Gefühl, als wäre ich vorher gar nicht da gewesen, als wäre ich neu geboren. Doch es gab auch Rückschläge, tiefe Ängste, nicht weiter zu kommen, an einem Punkt stehen zu bleiben und wieder das Ziel aus den Augen zu verlieren. Denn bei allem, was ich erreichte, ich konnte es mit niemandem teilen. Dadurch wurde ich nachlässig und arbeitete nicht weiter an der Überwindung aller meiner Ängste. Ich erlebte Hochs und Tiefs und wußte manchmal nicht, wie weit ich nun wirklich war. Ich mußte erst lernen, mich ganz für mich zu freuen, ohne daß überhaupt jemand wußte, worum es geht.«

»Um irgendwann wieder klarzukommen, habe ich mir, wenn es mir einigermaßen gut ging, immer ein bißchen mehr zugetraut. Das stärkte mein Selbstbewußtsein. Schlimm waren allerdings die Rückschläge. Ich habe meinen Führerschein gemacht. Mit großer Anstrengung, aber ich habe es geschafft. Ich bin allein für ein Jahr nach Hamburg gegangen, um meine Meisterprüfung zu

machen. Eine riesige fremde Stadt. Und trotzdem habe ich auf einmal wieder Leben in mir gespürt. Sogar Freude. Ich blühte richtig auf. Als ich wieder zu Hause war, verfiel ich schnell wieder in den alten Trott. Ich war viel allein und konnte mich nicht aufraffen, rauszugehen und was für mich zu tun. Heute ist es so, daß ich klarkomme. Es gibt zwar immer noch Streßsituationen, die mich runterziehen und die Angst wieder in mir hochkommen lassen. Aber ich habe gemerkt, wenn ich akzeptiere, daß es mir schlecht geht und ich nicht dagegen ankämpfe, habe ich nach einiger Zeit wieder neue Kraft. Wenn ich auch nicht gerne mit dem Auto fahre, komme ich trotzdem – mit öffentlichen Verkehrsmitteln – dahin, wo ich hin möchte. Wenn mir eine Situation zu riskant erscheint, vermeide ich sie. Damit kann ich leben. Ob meine Umgebung es auch kann, ist mir inzwischen egal. Ich weiß auch, daß ich in den Wintermonaten mehr Probleme damit habe, meine Angst im Griff zu behalten, aber daran verzweifle ich nicht mehr.«

»Am deutlichsten merkte ich meinen Fortschritt daran, daß ich nach und nach aufhörte, mich über meine Krankheit zu definieren. Ich hatte nicht mehr den Drang, jedem sofort – sozusagen als Warnung – zu erzählen, daß ich Ängste habe. Ich habe auch nicht mehr jede Situaiton im nachhinein auf erlebte Ängste überprüft. Es wurde wichtiger, mich zu fragen, ob mir z.B. eine Verabredung Spaß gemacht hat, anstatt zu überlegen, wieviel Angst ich dabei hatte.«

»Das irre war, daß ich meine wirklichen Fortschritte immer erst hinterher bemerkt habe. Irgendwann fiel mir dann plötzlich ein: Ich hab' ja schon lange keine Angst mehr im Auto! Ich habe einfach nicht gemerkt, zu welchem Zeitpunkt es so richtig besser wurde. Es wird nicht mit einem Mal besser, man rutscht einfach so in eine neue Routine hinein. Andere Sachen werden wichtiger als die Angst.«

Die Auseinandersetzung mit der Angst wird nicht aufhören; – nur die Angst selbst gleicht sich immer mehr einem normalen Gefühl der Furcht an. Wer seine Reaktionen aufmerksam wahrnimmt und Angstgefühle nutzt, anstatt sich über sie zu ärgern, lernt sich selbst und die eigenen Grenzen über einen langen Zeitraum hinweg besser kennen. Langsam wird dann deutlich, daß es immer dieselben Mechanismen sind, die zu Angstsymptomen führen: Man erwartet zu viel von sich!

Irgendwann stellt man verwundert fest, daß die eigenen Grenzen sich gar nicht so sehr von den Grenzen anderer Menschen unterscheiden. Das Außenseitergefühl schwindet, und man erkennt fast mit Heiterkeit, daß man in der Vergangenheit geradezu übermenschliche Forderungen an sich gestellt hat. Die Lebensangst löst sich buchstäblich in Wohlgefallen auf.

Verspreche ich jetzt zu viel? Mache ich denen, die jetzt noch »mittendrin« stecken, zu viel Hoffnung? Ich weiß nicht, wie hoch die »Heilungschancen« bei Angstneurosen sind. Ich habe dazu keine Statistiken gefunden und würde einer solchen Statistik auch nicht vertrauen. Wer befragt schon Angstpatienten nach drei, vier, fünf Jahren? Wenn man Ärzte oder Psychologen nach der »Erfolgsquote« fragt, erhält man nur vage Antworten, z. B.: »Ganz angstfrei kann man nicht werden, aber die Patienten können lernen, mit ihrer Angst umzugehen.« Dergleichen Aussagen haben mich immer sehr unbefriedigt gelassen. Was soll das heißen, »damit umgehen«? Es aushalten? Die Angstanfälle ins Leben einplanen, das Leben um sie herum planen? Sich damit abfinden, nie ganz normal leben zu können? Grausig!

Ich kann die unklaren Prognosen der Ärzte gut verstehen. Kein Therapeut kann im voraus wissen, wie ein Patient sich entwickelt und wird sich hüten, möglicherweise falsche Versprechungen zu machen. Trotzdem ist es für den Angstpatienten ungeheuer frustrierend, manchmal beängstigend und vielleicht sogar entmutigend, wenn er den Eindruck hat, daß der Arzt um den heißten Brei redet.

In meiner letzten Therapiestunde, nach zwei Jahren ambulanter Gruppentherapie, zogen wir Resümee. Ich war stolz darauf, so gut wie keine Symptome mehr zu haben, und verkündete dies auch im Brustton der Überzeugung. Die Therapeutin sagte nur einen Satz dazu: »Ich will Sie ja nicht erschrecken, aber das kann wiederkommen.«

Ich war entsetzt! Zunächst war ich sauer und fand es gemein von ihr, mir so etwas zum Abschied zu sagen; dann trug ich diesen Satz widerwillig in meinen geistigen Merkzettel ein: Es kann wiederkommen!

Vielleicht hat mir diese Aussage geholfen, mich nicht auf meinen Lorbeeren auszuruhen, sondern aufmerksam zu bleiben. Meine Therapeutin hatte erklärt, daß Symptome wieder einsetzen können, wenn sich im Leben massive Veränderungen ergeben. Ich überlegte manchmal, welche Art von Veränderungen mich noch einmal in die Angst stürzen könnten.

Dann, etwa eineinhalb Jahre nach dieser besagten letzten Therapiestunde, passierte mir die schrecklichste Veränderung, die ich mir zu der Zeit vorstellen konnte: Der Mann, mit dem ich jahrelang zusammengelebt hatte und mit dem ich auch fürs Leben zusammenbleiben wollte, verließ mich. Und wie es in solchen Situationen ist, brach für mich die ganze Welt zusammen. Ich dachte: Jetzt ist eine solche Veränderung da, jetzt bin ich allein, jetzt kann es sein, daß die Angst wiederkommt!

Diese Trennung war der schlimmste Kummer und Schmerz, den ich je hatte, aber das Wunder geschah: Ich bekam keine neuen Angstanfälle! Nichts im Leben kann mich *mehr* davon überzeugen, daß ich es geschafft habe.

Natürlich hatte ich aufgrund der Trennung Ängste, aber ich hatte keine Angst*zustände*.

Ich will damit deutlich machen, daß es wirklich Hoffnung gibt. Meine Krankheit war eine der heftigsten Erscheinungsformen der Angstneurose, und ich lebe heute ein uneingeschränktes Leben. Man *kann* es schaffen! Und im Gegensatz zu vorsichtigen Ärzten und Therapeuten will ich hier definitiv Hoffnung machen.

Sie können es schaffen – jeder kann es schaffen. Ich will damit nicht sagen, daß diejenigen, welche nicht aus der Angst herauskommen, Versager sind oder an irgendeiner Unfähigkeit leiden. Es soll jedem zugestanden werden, viel Zeit zu benötigen und den Mut nur sehr langsam zu finden. Denn was wir tun müssen, um heil und ganz zu werden, ist so ziemlich das Schwierigste, was ein Mensch tun kann: Wir müssen das quälende Defizit scheinbar noch vergrößern. Wo uns immer Liebe und Beistand, Nähe und Sicherheit fehlten, müssen wir aufhören, das, was wir heute an Sicherheit haben, krampfhaft festzuhalten. Wir müssen das bißchen von dem loslassen, wovon wir immer schon zu wenig hatten. Angst bedeutet immer das Fehlen einer nötigen Sicherheit. Deshalb haben wir uns angewöhnt, uns an unsere Sicherheiten zu klammern und um sie zu fürchten. Wer aber die Überzeugung in sich trägt, notfalls auch allein und ohne äußeren Halt zurechtzukommen, muß nicht fürchten, Sicherheiten zu verlieren und folglich auch nicht unter Verlustängsten leiden.

Eines ist aber unumstößlich: Das Leben ohne Angstanfälle, das wirklich selbstverantwortliche Leben ist nicht leichter, sondern schwerer! Freiheit verlangt einen hohen Preis, Sicherheit auch – Sie haben die Wahl!

Literatur zum Weiterlesen

Breton, Sue: Angst als Krankheit. Trias-Verlag 1991

Brasch/Richberg: Die Angst aus heiterem Himmel. Mosaik-Verlag 1994

Flöttmann, Holger: Angst, Ursprung und Überwindung. Kohlhammer 1993

Henley, Arthur: Angst vor der Angst. Heyne-Verlag

Lauer, Hertha: Angstanfälle. Urachhaus-Verlag 1991

Leidig, Stefan: Nur keine Panik. Heyne-Verlag

Marks, Isaak: Ängste verstehen und bewältigen. Springer-Verlag 1993

Riemann, Fritz: Grundformen der Angst. Ernst Reinhardt Verlag 1993

Seligman, Martin: Erlernte Hilflosigkeit. Psychologie Verlag Union 1992

Adressen

Beratungsstellen und Therapieeinrichtungen

An dieser Stelle könnte eine Adressenliste stehen. Doch wäre diese weder vollständig noch – wie die Erfahrung zeigt – lange aktuell: zu schnell ändern sich Adressen und Anzahl möglicher Beratungsstellen.
Wenn Sie sich Hilfe holen wollen, dann nehmen Sie am besten Ihr örtliches Telefonbuch oder das der nächstgrößeren Stadt zur Hand.

Folgende Einrichtungen könnten Ihnen mit Sicherheit weiterhelfen:
- Beratungsstellen der evangelischen oder katholischen Kirche (in der Gemeinde fragen)
- Caritas
- Arbeiterwohlfahrt
- Pro Familia
- Städtische psychosoziale Dienste (Stadtverwaltung anrufen)
- Telefonseelsorge

Wenn Sie einen Therapieplatz suchen:
Ich möchte hier auch keine bestimmten Kliniken oder Therapeuten angeben, da ich nicht alle angeben kann und eine Auswahl eine Empfehlung bedeuten würde.
Um an Adressen von Therapieeinrichtungen heranzukommen, wenden Sie sich an:
- Ihren Hausarzt
- einen Neurologen/Psychotherapeuten (Telefonbuch),
- Ihre Krankenkasse,
- das Gesundheitsamt
- oder die oben angegebenen Einrichtungen.

Fragen Sie sich durch, – es ist eine gute Übung für Sie! Rufen Sie auch ruhig direkt in bestimmten Kliniken an und fragen Sie, was Sie tun müssen, um einen Termin für ein Erstgespräch zu bekommen.

Alle in diesem Buch enthaltenen Angaben, Daten, Ergebnisse etc. wurden von der Autorin nach bestem Wissen erstellt und von ihr mit größtmöglicher Sorgfalt überprüft. Gleichwohl sind inhaltliche Fehler nicht vollständig auszuschließen. Daher erfolgen die Angaben etc. ohne jegliche Verpflichtung oder Garantie des Verlags oder der Autorin. Beide schließen deshalb jegliche Verantwortung und Haftung für etwaige inhaltliche Unrichtigkeiten aus, es sei denn im Falle grober Fahrlässigkeit.

4 5 99 98

Umschlaggestaltung: Jürgen Reichert, Stuttgart
Gesamtherstellung: Wilhelm Röck, Weinsberg
ISBN 3 268 00179 3

Einfach zuhören und entspannen

Das Wohlbefinden vieler Menschen ist gestört, ohne daß sie ernstlich krank wären: Sie leiden unter Streß – in Beziehung oder Beruf. Der erfahrene Therapeut Bernhard Geue zeigt den Weg zum Autogenen Training und zur Muskelentspannung – und damit zur natürlichen Entspannung. Die Kassetten erleichtern den Einstieg in die Übungen und helfen dabei, im Training zu bleiben.

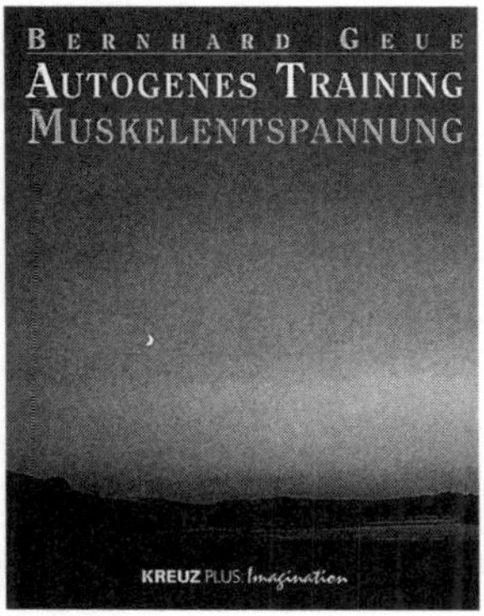

Bernhard Geue
Autogenes Training und Muskelentspannung
2 Kassetten in Duo-Box

KREUZ: Was Menschen bewegt.